运动损伤预防、评估与康复指导丛书

篮球运动损伤的预防与康复训练

主编 人邮体育 周敬滨

副主编 高奉 胥皞

U0131661

人民邮电出版社

北 京

图书在版编目（CIP）数据

篮球运动损伤的预防与康复训练 / 人邮体育，周敬
滨主编. -- 北京 : 人民邮电出版社，2024.4
（运动损伤预防、评估与康复指导丛书）
ISBN 978-7-115-60239-8

Ⅰ．①篮… Ⅱ．①人… ②周… Ⅲ．①篮球运动－运
动性疾病－损伤－预防(卫生)②篮球运动－运动性疾病－
损伤－康复 Ⅳ．①R873

中国版本图书馆CIP数据核字(2022)第194860号

免责声明

内 容 提 要

本书首先介绍了运动损伤的基础知识，接着分析了篮球运动的特点、技术动作和易损伤部位，然后对篮球运动不同部位常见损伤的症状、诱因、预防指导、处理指导、康复中后期推荐训练计划和重返运动的标志进行了详细讲解，并采用真人示范图解的方式，对康复训练动作进行了展示。最后，本书讲解了关于篮球运动损伤的常见疑问与误区。

本书既适合作为运动康复师、专项教练和体能教练等专业人士的运动损伤速查手册，也适合作为专业运动员和运动爱好者的运动损伤科普指南。

◆ 主　　编　人邮体育　周敬滨

副主编　高奉　胥皞

责任编辑　刘蕊

责任印制　马振武

◆ 人民邮电出版社出版发行　　北京市丰台区成寿寺路 11 号

邮编　100164　电子邮件　315@ptpress.com.cn

网址　https://www.ptpress.com.cn

北京瑞禾彩色印刷有限公司印刷

◆ 开本：700×1000　1/16

印张：13.25　　　　　　2024 年 4 月第 1 版

字数：287 千字　　　　　2024 年 4 月北京第 1 次印刷

定价：89.80 元

读者服务热线：(010)81055296　印装质量热线：(010)81055316
反盗版热线：(010)81055315
广告经营许可证：京东市监广登字 20170147 号

CONTENTS

目录

第 1 章 运动损伤基础知识 1

1.1　运动损伤类型 2

1.2　运动损伤风险因素 8

1.3　运动损伤评估 12

1.4　运动损伤预防 14

1.5　急性损伤处理 17

第 2 章 篮球运动常见损伤 21

2.1　篮球运动特点 22

2.2　篮球运动动作分析 23

2.3　篮球运动易损伤部位 24

2.4　不同位置球员常见损伤 26

第 3 章 膝部损伤的预防与康复 27

3.1　膝部解剖学 28

3.2　膝部常见损伤 30

第 4 章 足部和踝部损伤的预防与康复 43

4.1　足部和踝部解剖学 44

4.2　足部和踝部常见损伤 46

第 5 章 腕部和手部损伤的预防与康复 59

5.1　腕部和手部解剖学 60

5.2　腕部和手部常见损伤 62

第6章	髋部和大腿损伤的预防与康复	77
	6.1 髋部和大腿解剖学	78
	6.2 髋部和大腿常见损伤	80

第7章	肩部损伤的预防与康复	95
	7.1 肩部解剖学	96
	7.2 肩部常见损伤	100

第8章	躯干损伤的预防与康复	111
	8.1 躯干解剖学	112
	8.2 躯干常见损伤	114

第9章	其他常见损伤的预防与康复	121

第10章	损伤康复训练动作	147

第11章	常见疑问与误区	193

动作视频观看说明	207
作者简介	208

扫描右方二维码添加企业微信。

1. 首次添加企业微信，即刻领取免费电子资源。

2. 加入体育爱好者交流群。

3. 不定期获取更多图书、课程、讲座等知识服务产品信息，以及参与直播互动、在线答疑和与专业导师直接对话的机会。

第1章

运动损伤基础知识

- ■ 运动损伤类型
- ■ 运动损伤风险因素
- ■ 运动损伤评估
- ■ 运动损伤预防
- ■ 急性损伤处理

1

1.1 运动损伤类型

运动损伤是伴随运动发生的身体损伤。产生运动损伤的原因很多，例如运动技能不熟练、运动前未进行热身或热身不充分、挑战高难度动作及身体存在肌肉或骨骼损伤史等。

运动损伤的类型有很多，通常来说，我们会根据结构或部位，对这些损伤进行分类。

根据结构分类

根据结构分类，即根据身体结构，例如身体的骨骼、关节、韧带、肌肉、肌腱和皮肤等，对运动损伤进行分类。这种分类方法有利于针对身体结构特性分析损伤产生的原因，以及损伤的程度。

骨骼损伤

运动中发生的骨骼损伤，多为骨折或骨裂。四肢中较长的骨，或者与四肢关节相关的骨，发生骨折的风险较高。骨折的类型有很多，根据骨折后骨块有没有分离和移位，可分为无移位骨折和移位骨折。

无移位骨折

无移位骨折通常不伴随其他并发症，没有神经、血管、肌肉和肌腱等的损伤；初次进行 X 光片检查时甚至可能看不到明显的骨折线，或者能看到骨折线但看不到骨块的移位。图1.1 中，骨折处仅有一条骨折线，并且骨的位置没有偏移。多数情况下，这样的骨折用石膏固定治疗即可，但某些部位的无移位骨折也需要进行手术治疗，例如股骨颈骨折等。

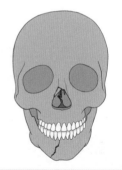

图1.1　无移位骨折

移位骨折

移位骨折指骨块产生了移位的骨折（见图1.2），一般发生在比较长的骨上，例如手臂的肱骨、大腿的股骨和小腿的胫骨等。这种骨折往往会给伤者带来比较大的创伤，骨折处会出现不规则的棱角，容易给周围的软组织带来伤害。移位骨折通常需要

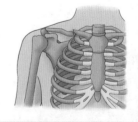

图1.2　移位骨折

注：本书中的解剖图及损伤图仅为示意图。

进行手术治疗,并且用金属板固定骨折的位置(对骨起到稳定、保护和增加坚固程度的作用)。

移位骨折可以根据移位的方向进一步细分为嵌插骨折和分离性骨折,还可以根据骨折后骨块的分离数量进一步细分为单纯性骨折和粉碎性骨折。

▶ **嵌插骨折**

嵌插骨折指断骨的两端重叠咬合在一起的骨折,从 X 光片看,骨的长度变短。嵌插骨折是比较严重的骨折,需要进行手术治疗。嵌插骨折多发生在腕关节,例如在溜冰、滑雪等运动中,摔倒时用手撑地易导致其发生。

▶ **粉碎性骨折**

粉碎性骨折指骨断裂成三块或以上的骨折,骨折处会出现骨碎片,骨折处周围伴有肿胀或出血现象,软组织受到损伤。这种骨折通常是由较大的外力造成的,属于比较严重的骨折。粉碎性骨折要通过手术将移位的骨复位,并用金属板固定进行治疗。

此外,骨折还包括一些特殊的类型,例如应力性骨折、复合性骨折、骨骺骨折、撕脱骨折和骨折脱位等。

应力性骨折

应力性骨折是一种积累性骨折,是由于肌肉经常处于疲惫状态形成的骨折。肌肉被过度使用,处于疲惫状态,不能及时吸收作用于身体的外力,使得这些外力作用于骨并在持续一段时间后引起骨的轻微损伤,出现不明显的骨裂或骨折现象(见图1.3)。因此,应力性骨折早期不容易被发现,甚至通过 X 光片检查也不能诊断出有骨折现象。应力性骨折伤者会感到局部的疼痛,做轻负重动作时痛感不明显,跑动或压力大时,会有明显痛感。

应力性骨折早期的主要治疗手段是休息,充分的休息可以促进骨自然愈合。

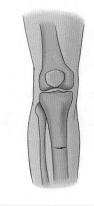

图1.3 应力性骨折

复合性骨折

复合性骨折会兼有多种骨折症状,例如骨发生移位,或者骨折处有粉碎性骨折症状,又或者尖骨划伤软组织,甚至穿透皮肤等。复合性骨折比较严重,通常发生于身体被剧烈碰撞时。进行需要高速跑动的运动项目时易发生复合性骨折,例如足球、橄榄球等运动。

骨骺骨折

骨骺是还处于生长期的儿童和青少年的骨骼在发育过程中,两端软骨中出现的骨化点。骨骺会随着青少年的成长,逐渐变成骨。如果骨折从骨干(骨的两端为骨骺,中间为骨干)部分延伸到骨骺部分,骨骺出现损伤,会影响骨的生长。因此,出现骨骺骨折时,要谨慎处理。

根据骨折发生的位置和严重程度,骨骺骨折可分为索尔特Ⅰ型～Ⅴ型。Ⅰ型和Ⅱ型骨折,由于骨有较强的自我修复能力,一般不需要手术,可通过充分休息使其自愈,并保证受伤部位不要负重;Ⅲ型至Ⅴ型骨折需要通过手术进行治疗修复,但易造成生长障碍,或者产生关节炎。骨骺骨折的发生概率很小,棒球运动中有可能会出现骨骺骨折。

撕脱骨折

撕脱骨折指肌腱或韧带撕裂时,伴随撕脱下来小块的骨,常见于手指。撕脱骨折在棒球运动中的发生概率较大。

骨折脱位

骨折脱位指骨裂时伴随韧带与肌肉的损伤,发生骨裂的骨在关节位置脱位。骨折脱位常发生于跳伞或赛车运动中。

关节与韧带损伤

关节是身体中骨与骨连接的部位,主要由关节面、关节囊和关节腔三部分构成。两块骨连接的面称为关节面,通常上方有软骨覆盖。关节囊是包围关节的软组织,其与关节面共同围成的腔隙为关节腔。关节腔内有关节液,能润滑关节。

此外,关节之间还有韧带连接,韧带是稳定关节的重要结构。

关节扭伤时,往往伴随着韧带损伤。青少年由于骨还处于生长期,坚硬度不够,韧带与骨连接的地方会因拉扯产生骨折,即撕脱骨折;成人骨骼坚硬,更容易发生韧带本身的撕裂。

韧带损伤的具体状况如下。

▶ Ⅰ级损伤

韧带发生轻度撕裂,局部有轻微压痛,外观上可看到局部肿胀。此种程度的损伤对关节活动的影响较小。由于韧带部位血管较少,营养供给不足,所以修复过程较慢。一般来说,Ⅰ级损伤需15～20天才能恢复。

▶ Ⅱ级损伤

韧带局部撕裂较严重,压痛明显,外观肿胀明显。韧带功能部分丧失,关节稳定性轻度受损,影响关节活动。一般来说,Ⅱ级损伤需要20～40天才能恢复。

▶ Ⅲ级损伤

韧带几乎完全断裂，可能伴有明显响声，有剧烈痛感，损伤部位肿胀明显。韧带功能严重受损，关节彻底失去稳定性，严重影响关节活动。一般来说，Ⅲ级损伤需要通过手术进行恢复，恢复期为90～120天（也可能会更长）。

肌肉与肌腱损伤

连接人体关节的肌肉称为骨骼肌。骨骼肌包括肌腹和位于两端的肌腱。通常，人们所说的肌肉指的是骨骼肌的肌腹部分。骨骼肌除了为人体基本运动提供力量之外，对维持关节的稳定性也有重要作用。骨骼肌的常见损伤为拉伤。

拉伤

拉伤的具体状况如下。

▶ Ⅰ级拉伤

肌纤维局部轻微撕裂，患处会有压痛。在拉伸受伤肌肉时，也会产生疼痛。触摸受伤肌肉时，会发现肿胀和产生触痛。Ⅰ级拉伤会影响运动功能的发挥，在高强度运动时，肌肉功能受限更明显。Ⅰ级拉伤在短时间内即可修复。

▶ Ⅱ级拉伤

肌纤维局部撕裂较严重，肌肉在被触摸、拉伸或压迫时有明显或强烈的痛感。肌肉有明显的肿胀现象，甚至可能会出现痉挛。肌肉功能严重受损，力量减弱。一般来说，肌肉修复需经过20～40天。

▶ Ⅲ级拉伤

肌纤维几乎完全断裂，失去运动能力。肌肉有强烈痛感，患处肿胀明显，并且断裂肌纤维周边的肌肉出现痉挛，肌纤维以束状聚在一起。这种拉伤通常是由于肌肉的拉伸或收缩大大超出其运动范围。一般来说，Ⅲ级拉伤需要进行手术治疗，恢复时间为60～90天（或更长时间）。

肌腱炎

肌腱炎是常见的肌腱损伤（见图1.4）。强大的外力损伤会导致肌腱拉伤发生，但肌腱炎更多情况下由慢性损伤导致，即由长期不正确的发力方式，或者长期过度使用某处的肌肉、肌腱导致。网球肘与跑步膝是常见的由慢性损伤导致的肌腱炎。网球肘的出现是由于过度使用前臂伸肌，造成该处肌肉的轻微撕裂、拉伤，以及肌腱发炎。跑步膝的出现是由于大腿外侧的髂胫束与股骨外上髁摩擦过多，使肌腱磨损发炎。

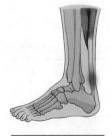

图1.4 肌腱炎

皮肤损伤

常见的皮肤损伤有擦伤、晒伤、水疱和真菌感染等。

擦伤

擦伤指在运动中因摔倒、碰撞和摩擦，或者因衣服不合身、鞋子不合脚等，摩擦皮肤，导致皮肤表面受损（见图1.5）。这样的损伤通常不会很严重，做好清洁和消炎即可。

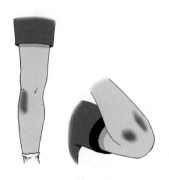

图1.5 擦伤

晒伤

晒伤是户外游泳运动常见的皮肤损伤（见图1.6）。皮肤晒伤会产生灼痛感，受伤部位会出现红肿现象，严重的话还会出现水疱，伤及真皮层。在户外游泳时，皮肤暴露在光线中，并且皮肤在水中更容易吸收紫外线，会加重皮肤晒伤。因此，在光线比较强时进行户外游泳，要涂好防晒霜。

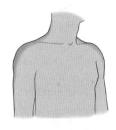

图1.6 晒伤

水疱

水疱常见于脚部（见图1.7），虽然不是严重的问题，但要做好清洁和治疗工作，避免感染和扩大。

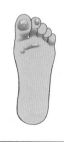

图1.7 水疱

真菌感染

真菌感染主要指脚趾部位的足癣（见图1.8）。在训练室与更衣室等环境中，赤脚走在地上容易感染真菌。此外，不良个人习惯，例如好几天不换袜子，脚又经常处于湿热环境中，再加上鞋子透气性差，很容易感染足癣。真菌感染需要用药物进行治疗。

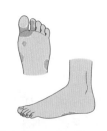

图1.8 真菌感染

根据部位分类

　　运动损伤也可以按照身体部位大致分为头颈部运动损伤、躯干运动损伤、上肢运动损伤和下肢运动损伤。一般来说，在不同种类的运动中，各部位的损伤风险有所不同，具体和运动特点有关。例如在篮球、足球和跑步运动中，下肢的受伤概率较大；而在乒乓球运动中，损伤多发生在上肢。

头颈部运动损伤

　　头颈部是人体的重要部位，头部有大脑，颈部有颈椎，而人体重要的神经中枢就位于大脑与椎管中。因此，头颈部受伤的话，情况通常比较严重。头颈部常见的比较严重的运动损伤包括脑震荡、硬脑膜下血肿和颈椎损伤等。

躯干运动损伤

　　躯干运动损伤主要包括腰部拉伤和慢性腰痛等。

上肢运动损伤

　　上肢运动损伤主要发生于上肢的关节部位（肩部、肘部、腕部和手部）。肩部的肩袖损伤是常见的上肢运动损伤。其他常见的上肢运动损伤包括肩关节盂唇撕裂、肱二头肌肌腱炎、网球肘、高尔夫球肘、腕管综合征、三角纤维软骨复合体损伤和手指损伤等。

下肢运动损伤

　　下肢运动损伤在大多数运动中的发生概率较大，尤其是在篮球和足球运动中。这是因为篮球和足球运动中的大部分动作需要下肢发力，臀部、大腿、膝部、踝部和足部都是可能发生损伤的部位。常见的下肢运动损伤包括髋关节盂唇撕裂、髂腰肌肌腱炎、髋内收肌肌腱炎、臀肌拉伤、前交叉韧带损伤、内侧副韧带损伤、半月板损伤、髌腱炎、髌股关节疼痛综合征、踝关节扭伤、跟腱断裂、跟腱炎和足底筋膜炎等。

1.2 运动损伤风险因素

除了高强度运动带来的冲击，运动损伤的发生还受到很多其他方面的因素的影响，例如骨骼、肌肉是否有损伤史，关节活动是否受限，肌肉力量是否不足，是否缺乏本体感觉，或者动作姿势是否不正确等。

损伤史

骨骼与肌肉是实现运动功能的主要器官，如果运动员的骨骼与肌肉有损伤史，会大大提升其发生运动损伤的风险。相关研究表明，在高校开展的足球、橄榄球等运动中，有损伤史的球员发生运动损伤的概率比没有损伤史的球员大几倍。这主要是因为韧带和肌肉的既往损伤会降低其弹性，破坏其平衡，使其运动能力受限，容易因运动中的强大冲击力再次受伤。

关节活动度

关节活动度指关节的有效活动范围，主要通过人体的功能性运动表现出来。活动度可分为主动活动度与被动活动度。主动活动度指人体在进行主动动作过程中表现出来的柔韧性，肌肉活动会参与其中；被动活动度指在肌肉不发生收缩的前提下，身体所表现出来的柔韧性，即关节的活动范围。

关节的活动度与肌肉、韧带分不开。韧带是关节囊的主要组成部分，围绕关节，起到稳定关节的作用。肌肉的柔韧性则决定了关节在动态环境中的活动范围。如果肌肉与韧带的柔韧性差，关节活动度小，运动中很容易造成损伤。举一个很简单的例子。我们都知道在进行比赛或运动前，有必要进行充分的热身，这是因为热身可以让血液流速加快，身体温度升高，与关节相关的韧带、肌肉和肌腱等组织的黏滞性也会随着温度的升高而降低，使得关节润滑度提高，关节活动度变大，从而有效减小运动损伤的发生概率。相反，如果不进行热身，关节各相关组织还处于低温黏滞状态，此时直接开始进行比赛或运动，身体运动范围必然受限，从而增大运动损伤的发生概率。

肌肉力量

身体的力量来自肌肉做功。肌肉力量的大小，决定着身体运动功能的强弱。如果肌肉力量弱小，易造成运动损伤。

动作质量的决定因素

肌肉力量决定动作质量。在神经系统的支配下，有力的肌肉可以配合骨骼做出各种动作，也能承担起足够大的负重。如果肌肉力量弱小，动作做不到位，会导致代偿现象发生，而发生代偿现象是运动损伤的产生原因之一。另外，进行负重训练时，如果肌肉力量不足，也容易引发运动损伤。

维持身体稳定的重要因素

肌肉力量是维持身体稳定的重要因素。核心肌群的力量有维持身体稳定的作用，关节周围肌肉的力量有维持关节稳定的作用，如果这些肌肉或肌群的力量较弱，会影响核心稳定性与关节稳定性，从而引发运动损伤。

不均衡引发运动损伤

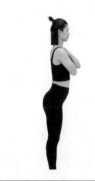

肌肉力量不均衡，也是引发运动损伤的原因之一。肌肉力量不均衡会造成不良体态，下交叉综合征就是典型的例子（见图 1.9）。在下交叉综合征中，腹部、臀部肌肉力量薄弱，要依靠腰部、背部、大腿前侧的肌肉维持身体平衡，这样会造成身体重心的前移，并产生膝外翻，加重下肢关节的压力，带来运动隐患。

图1.9 下交叉综合征

本体感觉

本体感觉是指无论人体处于何种状态，人体的各运动器官，包括肌肉、肌腱和关节等，所产生的感觉。这种感觉能对人体的位置、空间和状态等产生判断，有利于运动的进行。

本体感觉从低到高分为三个等级。

 第一等级

第一等级指身体运动器官（例如肌肉、肌腱、韧带和关节等）在位置、运动和负重等方面的感觉。

▶ 第二等级

第二等级指小脑对运动的协调感，以及前庭对运动状态和头部空间的感受，表现为平衡感。

▶ 第三等级

第三等级指大脑皮层对运动的整体感觉。

本体感觉有多种感受器，这些感受器除了有感知功能外，还配合神经系统调节人体活动，并保护人体器官。例如人体的骨骼肌与肌腱中存在着肌梭与高尔基腱器，二者都是人体的感受器。肌梭位于骨骼肌中，当肌肉被拉长时，为了避免因过度拉伸而受伤，肌梭会向中枢神经系统发出信号，中枢神经系统反馈信息，使肌肉收缩。高尔基腱器位于肌腹与肌腱的连接处，肌肉收缩时，高尔基腱器会感受到肌肉张力的大小与变化速率；如果肌肉张力过大，超过高尔基腱器阈值时，高尔基腱器就会产生神经冲动，传入神经中枢，引起反射，使肌肉放松。

本体感觉的缺失，并且无论是哪一等级的缺失，都会给运动带来感觉障碍，引发运动损伤。

动作姿势

动作姿势正确在运动过程中是非常重要的。错误的动作姿势，轻则导致运动水平降低，重则引发运动损伤。动作姿势可分为两类，一类是静态姿势，另一类是动态姿势。

静态姿势

静态姿势指人体处于放松状态的姿势，例如坐姿、站姿和卧姿。静态姿势是运动的预备阶段，静态姿势不标准或不正确，会影响运动水平的发挥。

动态姿势

动态姿势是在空间内任何时间、任何运动平面组合中保持最佳瞬时旋转轴的能力，用通俗的话来说，就是在动态姿势中，身体各部位在运动中都处于合理的位置，才能产生最高的工作效率。就像在一个简单的投掷动作中（例如投铅球），如果髋关节缺乏稳定性和平衡能力，扭动旋转位置有偏差，前期的助跑力量就不能有效地传递给上肢，而上肢向后收以储存势能及后续向前、向上做投掷动作时，会缺乏一个稳定的平台，导致不但发挥不出正常的投掷水平，还容易造成运动损伤。

正确姿势

首先，正确的姿势要求肌肉处于平衡状态——无论是长度，还是弹性，都在最佳状态。人体在做一个动作时，除了由主动肌收缩发力之外，还需要协同肌协同收缩做功，拮抗肌舒张配合。如果拮抗肌弹性不好，舒张有限，会限制主动肌的收缩程度，影响动作效果，关节会偏离最佳角度，甚至产生关节与韧带的磨损，久而久之造成损伤。

其次，正确的姿势讲究人体中立位（见图1.10）。人体中立位即人体在站立时，从正面观察，头部端正，没有外斜或扭转，双肩高低齐平，肩部自然下沉放松，双脚保持与臀部宽度相同且可略向外打开；从侧面观察，肩部、脊柱、膝部和脚踝，从上到下连成一条垂直于地面的直线；从背面观察，从后颈到臀部中心，再到双脚中间位置的连线，可以形成一条垂直于地面的直线。

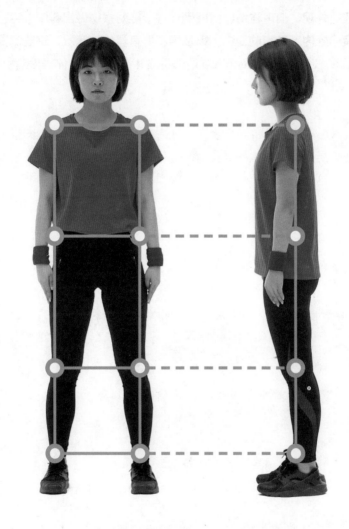

图1.10 人体中立位（正面和侧面）

当处于运动中时，人体的姿势是在不断变动的，并且需要在不同的动作中保持平衡。运动中平衡的保持也有几个原则。例如在进行举重类动作或爆发力很强的跳跃动作时，需要保持脊柱的挺直状态，即通常要求的背部保持挺直；在进行硬拉类动作或跳跃类动作时，要求耳部、肩部和髋部在同一平面上。这样身体的稳定性就会大大提升，可有效减小受伤概率。

1.3 运动损伤评估

　　仅仅依靠伤处的外观、响声与伤者的感受，并不能对损伤做出科学、完整的判断，因为我们并不能洞察伤处内部结构的变化，以及内部器官具体的状况，这些需要借助现代医疗器械和手段来了解。常见的运动损伤医学评估手段有询问病史、体格检查和影像检查。

询问病史

　　伤者就医时，医生首先关注的是伤者什么地方不舒服，损伤是怎么产生的，这种情况有多久了，有没有接受过检查和治疗等。有时，仅通过病史的询问就能基本判断伤者的损伤情况。伤者自身对这些情况的记忆清楚，能够很好地帮助医生进行诊断，或者进行下一步检查和治疗。

体格检查

　　运动损伤的体格检查包括视、触、动、量和查体试验 5 个部分。

1　视　视，指对伤者损伤部位的直接观察和伤者相关身体情况的观察。例如针对膝关节痛的伤者，医生可能不仅要观察其膝关节的情况，还要观察其下肢整体有没有膝内翻或膝外翻等问题。

2　触　触，指医生通过查体手法触摸伤处，明确有没有压痛、积液等情况。

3　动　动，指医生观察伤者有没有活动受限或异常的情况。

4　量　量，指医生利用尺子等工具对伤者肢体围度等指标进行测量，使用情况相对较少。

5　查体试验　当医生大致确定可能是哪些损伤或疾病时，会要求伤者配合，主动或被动地完成一些动作，即"查体试验"。

　　门诊或急诊的诊室中，医生会对伤者选择性地进行体格检查，来判断伤者的损伤情况。视、触、动、量和查体试验都十分依赖伤者的配合，如果伤者无法很好地配合，可能会出现检查结果错误或无法进行检查的情况。

影像检查

影像检查是利用大型医学设备进行的检查。运动损伤常需进行的影像检查包括 X 光片检查、CT 扫描、磁共振成像（MRI）检查和超声检查等。磁共振成像（MRI）也常常被称为核磁共振成像（NMRI），两者实际进行的是同一种检查。影像检查常常不是必需的，但也可能需要同时做多种影像检查。

X光片检查

X 光片检查在骨骼损伤的评估中使用率非常高，因为它可以直观地反映骨骼的整体状况。X 光片检查的原理是 X 线穿过伤者时会被其身体和衣物阻挡，剩余的 X 线被伤者后方的接收板吸收，在经过计算机处理后显示出阻挡 X 线的物体的轮廓。阻挡 X 线的量的多少与组织的密度有关。骨骼对 X 线的吸收量相对周围组织更多，所以在 X 光片中能够与其他组织清楚地区别并显示出来；剩下的肌肉、韧带等软组织的密度比较接近，所以在 X 光片上很难分辨。

CT扫描

CT 扫描的原理也是利用 X 线进行检查，但它的扫描方式不同，显示的是身体某个部位的连续横截面图像，因此能够观察更细微的骨骼损伤，对少部分的肌肉软组织损伤也有一定的诊断价值。

磁共振成像（MRI）检查

磁共振成像（MRI）检查利用磁场进行检查，因此要求伤者身上没有磁性金属，才能进行检查。磁共振成像检查能区分肌肉、肌腱和韧带等软组织结构，也能显示骨髓的炎症情况，因此主要用于诊断韧带与肌肉等软组织损伤。应力性骨折的早期评估也依赖磁共振成像检查。磁共振成像检查不具有辐射性，但检查时间长，每台设备每日能检查的病人数量相对较少，因此常常需要提前预约。

超声检查

超声检查指利用超声波对皮下的肌肉和韧带等软组织进行观察。超声检查的适用范围类似磁共振成像检查，但是超声检查过程的所有图像无法都提供给门诊医生，所以多数情况下评估价值不如磁共振成像检查。但超声检查时间较短，价格相对便宜，所以在无法立刻进行磁共振成像检查的情况下，超声检查也有很高的实用价值。

1.4 运动损伤预防

运动损伤的发生，虽然会受到客观因素（例如装备不合适和场地不平整等）的影响，但如果要从根本上减小运动损伤的发生概率，重要的是提升自身身体素质，例如从关节活动度、柔韧性、肌肉力量、神经肌肉功能等方面着手，并在运动前做好热身，运动后做好恢复。

关节活动度

关节活动度指关节的有效活动范围，是衡量人体运动功能的重要指标之一。它受关节解剖结构及周围肌肉、韧带等软组织的弹性和延展性的影响，一旦受限，人体将无法以符合生物力学机制的方式完成日常生活和运动任务，从而极易受伤，还很有可能出现慢性疼痛问题，影响生活、工作。

提升关节活动度的方法包括肌筋膜放松、静态拉伸、动态拉伸、本体感觉神经肌肉易化（PNF）拉伸和手法矫正等。

柔韧性

柔韧性指肌肉、肌腱和韧带等软组织在关节处能被拉伸的程度。良好的柔韧性可以提升关节的灵活度，扩大关节活动范围，提升韧带与肌肉的弹性、延展性，使韧带与肌肉不容易被拉伤。因此，良好的柔韧性可以保护身体少受意外伤害。

提升柔韧性的方法就是做拉伸运动，或者利用泡沫轴对筋膜进行按摩和放松。拉伸运动有多种形式，例如主动拉伸、被动拉伸、动态拉伸、静态拉伸、弹震式拉伸和 PNF 拉伸等。

肌肉力量

肌肉力量是通过肌肉收缩克服和对抗阻力完成运动的能力。针对运动损伤的预防，优秀的肌肉力量是抵抗外力与控制身体稳定的重要因素。只有具备良好的肌肉力量，才能使动作更精准、协调性更强、更经济，延缓疲劳感的产生，从而有效减小运动损伤的发生概率。

肌肉力量的提升可通过抗阻训练来达成。在抗阻训练的过程中，肌肉会因对抗压力受到充分的刺激，肌纤维出现结构上的微损；在抗阻训练结束后，肌肉得到充分休息，并补充足够的蛋白质，肌纤维得到修复、增多，并且功能得到强化，以抵抗外界更大的阻力，最终肌肉力量得到提升。

神经肌肉功能

神经肌肉功能训练是各种综合训练的集合。常见的神经肌肉功能训练包括生活功能训练和本体感觉训练。

生活功能训练主要适用于生活功能明显受限的人群，例如损伤或手术后早期、神经功能受损的人，主要内容为在康复师的指导和帮助下，逐步完成一些日常生活中的活动，例如步态正确的行走等。

本体感觉训练是下肢运动损伤的预防和康复训练中常见的内容，主要以平衡性训练的形式进行，而平衡性训练主要针对核心稳定性展开。核心区域指包括腹部、腰椎、骨盆和髋部的肌肉与骨骼在内的区域，核心肌群控制着身体姿势、腰椎的稳定性，以及身体的平衡。在核心稳定性训练的过程中，核心肌群不断地收缩与放松以提升身体对平衡变化的体察能力，并及时调整，最终使核心肌群能自如控制身体平衡，减小运动损伤的发生概率。

热身与恢复

运动前进行热身可以使体温在短时间内升高，肌肉摆脱僵硬状态，柔韧性得到提升，关节也会变得更灵活。运动后的恢复，不仅是为了让肌肉消除紧张感，也是为了让肌肉得到充分的休息与修复时间，以变得更强壮有力。热身与恢复所带来的这些改变，最终可以提升训练效率，并降低运动损伤风险。

热身

热身运动有很多，常见的有慢跑、开合跳和跳绳等。这些全身运动可以在短时间内提升心率，让身体快速升温，进入运动状态。需要注意的是，选择热身运动时应遵循以下几项原则。

1. 应包括动态拉伸运动（见图 1.11），提升肌肉弹性与关节灵活性。

2. 应结合专项动作。

3. 运动强度不要太大，不要热身至疲劳状态。

4. 应进行预防运动损伤性质的热身，例如关节要充分活动，主要肌肉要充分活动。

5. 如果要比赛，在热身即将结束时，可将动作速度提升至比赛时的动作速度。

热身时间控制在 10~15 分钟。注意热身结束到进入正式运动的过渡阶段的时间保持在 5~10 分钟。如果过渡时间太长，体温会下降，失去了热身的意义；如果过渡时间太短，正式运动时容易产生疲劳感。另外，如果是比赛，半场休息时也可以做短时冲刺热身，这有利于下半场的运动表现。

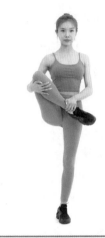

图1.11 动态拉伸运动

恢复

恢复方法除了有充足的休息时间，还需要在运动后第一时间对身体肌肉进行拉伸和放松，使肌纤维舒展开来，以促进肌肉恢复良好状态。另外，运动过程中产生的代谢废物——乳酸，会造成肌肉的酸痛感，而拉伸与放松运动能促进乳酸等代谢废物快速排出，有效减轻运动疲劳与肌肉酸痛感。运动后恢复一般选用静态拉伸（见图1.12）的方法。

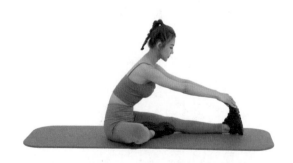

图1.12 静态拉伸运动

1.5 急性损伤处理

常见的急性损伤处理方式主要是一些英文缩写指代的损伤处理原则，包括 RICE 原则、PRICE 原则、POLICE 原则和 PEACE & LOVE 原则。这些原则适用的情景类似，多数情况下只需牢记并应用其中一种原则。

RICE原则

RICE 是四个步骤的英文名称的首字母组合，具体内容如下。

Rest　休息，指首先停止一切运动，包括受伤后立即停止运动和在恢复期内避免进行激烈的运动，将损伤程度降到最低。

Ice　冰敷，指在损伤发生后，在尽量短的时间内，快速冰敷伤处。具体做法为将冰块敲成小块，用干净的布包起来，然后放在伤处（不可以将冰块直接放在伤处）。这样可减缓伤处的血流速度，放慢细胞的新陈代谢，减轻疼痛。冰敷持续 15~20 分钟后拿下冰块，等伤处温度回升后，再继续冰敷，直至伤处有麻木感。冰敷时每隔 5 分钟左右要查看一下伤处，以避免发生冻伤的情况。冰敷的总体持续时间要视伤处的症状而定。

Compression　加压包扎。加压包扎一方面能抑制伤处流血，减少出血量；另一方面可以限制伤处的活动，减少对伤处的伤害。包扎四肢时，在绷带下垫一层硬物，压住伤处。

Elevation　抬高，指将伤处抬高处理。这是为了减少血液流向伤处，并减少血液渗出。抬高要持续至肿胀消除为止。

PRICE原则

PRICE 是五个步骤的英文名称的首字母组合，分别是 Protect、Rest、Ice、Compression 和 Elevation。PRICE 原则的大部分内容与 RICE 原则相同，区别在于 P，即 Protect。

Protect　保护，指在损伤发生后，应立即停止活动，保护受伤的部位，避免受伤部位二次受伤或负重。

POLICE原则

POLICE 是五个步骤的英文名称的首字母组合，分别是 Protect、Optimal Loading、Ice、Compression 和 Elevation。POLICE 原则的大部分内容和 PRICE 原则相同，区别在于 OL，即 Optimal Loading。

Optimal Loading　最优负荷，指倡导适当负重与运动。康复训练应该从受伤后立刻开始，一味地休息不仅不利于恢复，而且会产生很多问题。

PEACE & LOVE原则

PEACE & LOVE 原则是 2019 年新提出的急性损伤处理原则。PEACE 包括五个步骤：Protection，Elevation，Avoid anti-inflammatory modalities，Compression 和 Educate。其中，Avoid anti-inflammatory modalities 和 Educate 是新提出的。LOVE 包括 Load、Optimism、Vascularisation 和 Exercise 四个步骤，主要用于亚急性期（使用 PEACE 原则进行一定程度的恢复后）。

Avoid anti-inflammatory modalities

避免使用消炎药。损伤后组织发炎的过程也是自我愈合的过程，所以不能过度抑制炎症。但另一方面，组织伤后持续炎症也是影响愈合和肢体功能恢复的重要因素。因此，具体用药方式需要听从医生的建议。

Educate

正确教育。除了上述急性期的建议，医疗人员也要做好正确的卫生教育。某些治疗，例如电疗、徒手治疗或针灸等，早期对于疼痛可能有帮助，长期来看，每个人的治疗反应可能不相同。正确的卫生教育，可以有效避免过度治疗。

Load

适当负重。积极的活动、训练等，对于大部分伤者来说是有益处的。如果伤者可以忍受，早期给予其机械式刺激，加上适当负重，可以强化其肌腱、肌肉和韧带的修复，促进其复原，也可以有效避免过度治疗。

Optimism

保持乐观。大脑在伤后复原的过程中扮演着关键角色，忧郁、恐惧等负面心理可能会影响复原。

Vascularisation

保持血液循环畅通。适当的身体活动，有助于增加受伤组织的血流量。在不造成疼痛的前提下，尽早活动受伤部位，增加有氧运动，可以恢复功能，降低止痛药需求。

Exercise

运动训练。运动训练能够恢复关节的活动能力、强化肌肉力量和提升本体感觉，是康复治疗的重要组成部分。

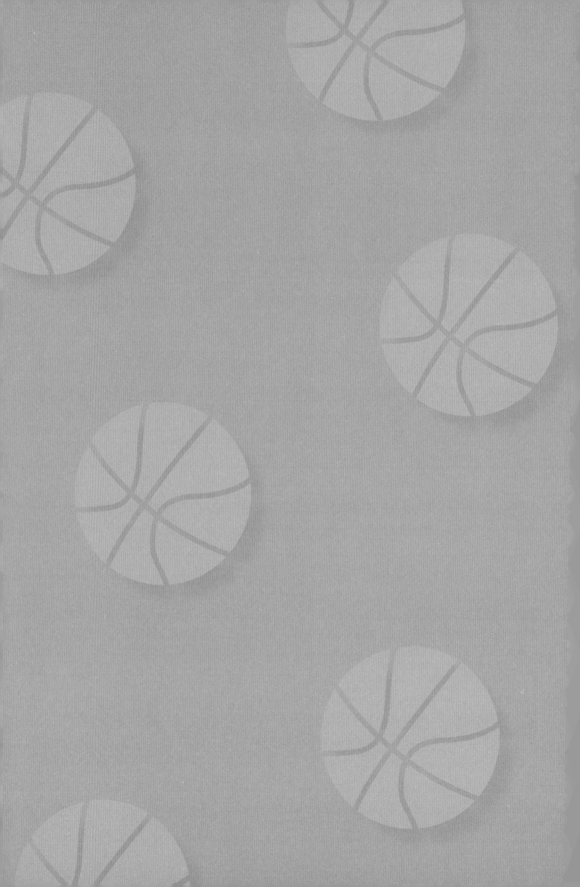

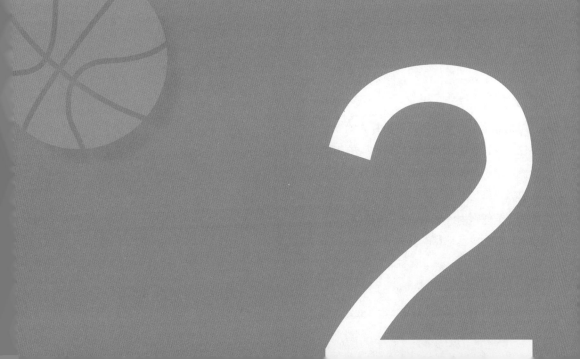

第2章

篮球运动常见损伤

- 篮球运动特点
- 篮球运动动作分析
- 篮球运动易损伤部位
- 不同位置球员常见损伤

2.1 篮球运动特点

篮球是一种团队对抗性运动项目，对运动员的身体素质要求很高。在一场篮球比赛中，运动员要随时准备进行快速的冲刺、全力的跳跃、持续的跑动、瞬间的体位改变以及激烈的身体对抗。这也表明了篮球运动的主要特点就是对抗激烈、速度快、特定部位受力多。也正是由于篮球运动的复杂性，篮球运动存在着很多的运动损伤风险，篮球运动员一不小心，可能就会发生严重的运动损伤，从而影响其运动表现甚至造成整个赛季报销。

对抗激烈

篮球作为一项由攻防两方组成的球类运动，双方在进攻和防守中不可避免地会发生一系列的身体对抗，尤其是进攻方球员进入防守方禁区时，快攻时的身体冲撞、扣篮以及抢篮板球等滞空过程中的拼抢十分激烈，攻守双方非常容易发生运动损伤。

速度快

速度可以说是篮球运动的核心要素之一。在比赛过程中，双方运动员需要不断地在篮球场地中进行折返跑、变速跑以及快速起跳，从而达到进攻或防守的目的。运动员在高速的奔跑或者跳跃过程中不可避免地会发生一些碰撞、摔倒，从而造成相关运动损伤。

特定部位受力多

篮球运动通常会对运动员身体的多个部位造成很大的压力，例如长时间的奔跑会使运动员的脚掌承受来自自身体重的过多应力，反复的起跳与落地会对运动员的膝关节造成很大的压力，重复的投篮和运球动作则会对运动员的肩关节、肘关节和腕关节造成劳损。长此以往，运动员发生运动损伤的风险将越来越高。

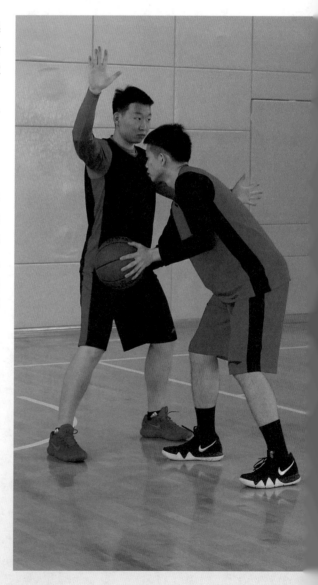

2.2 篮球运动动作分析

　　篮球场上形势瞬息万变，运动员们攻守转换频繁，他们通常需要在很短的时间内进行各类体位变换。攻方运动员冲刺快攻、运球过人、连续变向假动作、急停跳投、起跳扣篮，守方运动员快速抢断、跃起盖帽、空中抢夺篮板球，各种动作都发生在电光石火之间，使得比赛极具观赏性的同时，也对人体各个关节造成了很大的负荷，大大提升了运动员发生运动损伤的风险。

跳跃

　　跳跃主要分为三个阶段：起跳、腾空和落地。运动员首先在髋、膝、踝三个关节的协同下利用腿部和腰部肌群发力从而跃起，达到最高的跳跃高度；随后在腾空过程中，运动员需要借助核心肌群的力量，在空中做出一系列动作；最后运动员在落地瞬间屈膝收腹，脚掌着地，缓解落地带来的冲击力。在完成跳跃动作过程中，髋、膝、踝、足及腿部肌肉、肌腱承受较大负荷。

冲刺

　　篮球运动员在冲刺时，为维持身体姿势的稳定，必须随时保持核心肌群收缩，身体前倾，一只脚脚趾发力，以前脚掌作为主要发力点，快速蹬地冲出，稳定住重心的同时另一只脚迅速抬高，同时减小手臂摆动幅度并缩短步伐，从而提高步频，以更快的速度进行冲刺。在冲刺过程中，足、踝、膝、髋及腿部肌肉、肌腱承受较大负荷。

急停

　　篮球运动员在奔跑过程中为了摆脱对手或者进行出其不意的投篮，经常会通过紧急制动来达到急停的目的。当运动员在奔跑时，迈出脚落地时前脚掌用力蹬地，同时屈膝收腹，使身体重心稳定下沉，同时借助双臂维持身体平衡，从而完成急停动作。在急停过程中，足、踝、膝承受较大负荷。

变向

　　变向是篮球运动中常用的过人技巧，例如运动员如果选择由左向右变向，那么他应该用左脚的内侧落地，脚尖内扣的同时膝关节也屈曲内扣，身体重心降低并向右方过渡，随后左脚蹬地，右脚向右前方迈出，身体也转向右边，迅速带球过人。在变向过程中，膝、踝、足及腿部肌肉、肌腱承受较大负荷。

侧移

　　篮球运动员在防守时经常利用侧移来实现身体的快速移动。侧移首先需要运动员双脚分开站立与肩同宽，双腿半蹲呈扎马步姿势，上身挺直微微前倾，身体重心下沉并保持在两脚之间，双臂张开。运动员向右侧移时，右脚在向右迈步的同时，右腿屈膝蹬地，迅速跟随左腿完成整个身体的侧向移动。在侧移过程中，髋、膝、踝承受较大负荷。

2.3 篮球运动易损伤部位

　　不同水平篮球运动员训练和比赛的强度不同，易损伤部位既有共性，也各具特点。一项针对美国男子职业篮球联赛的研究显示，2008 赛季~2019 赛季，篮球运动员易发生损伤的部位分别为踝部、膝部、腹股沟/髋部/大腿、躯干/背部/臀部、足部、脚趾、前臂/腕部/手部、肩部/上臂/手肘、小腿/跟腱、头颈部。据中国男子职业篮球联赛官方发布的报告，篮球运动员最易发生损伤的部位的前几名分别为膝部、足部和踝部、腕部和手部。综上所述，篮球运动员最易发生损伤的部位包括腕部和手部、膝部、足部和踝部、肩部和上肢、背部、髋部和大腿。

腕部和手部

　　腕部和手部的损伤一般分为两种。一种是暴力或外伤引起的，这种损伤一般都是急性损伤，往往会引起运动员剧烈的疼痛。另一种损伤则是劳损性损伤，常常是运动员长年累月的训练造成的慢性损伤。腕部和手部较易发生损伤的部位包括桡骨远端、手舟骨、腕部肌腱、三角纤维软骨复合体、手指等。

膝部

　　在篮球运动中，膝部损伤分为接触性和非接触性两种。接触性膝部损伤往往由外力撞击引起，撞击的部位及撞击力的大小、方向决定了受伤的组织结构以及程度。非接触性膝部损伤常常发生在变向、急停、急转、快速突破、抢篮板球等会对膝关节造成较大负荷的动作中，根本原因是膝关节稳定性不足。膝部较易发生损伤的部位包括前交叉韧带、内侧副韧带、外侧副韧带、半月板、髌股关节软骨和髌腱等。

足部和踝部

　　篮球运动的一切动作都离不开足部和踝部的参与，也正因为如此，足部和踝部一直承受着巨大的压力。长期的姿势不良、本体感觉缺陷、肌力不均衡、奔跑及跳跃动作过多等原因，都会造成足部和踝部损伤风险增加。足部和踝部较易发生损伤的部位包括距腓前韧带、距腓后韧带、跟腓韧带、跟腱、足底筋膜、跖骨等。

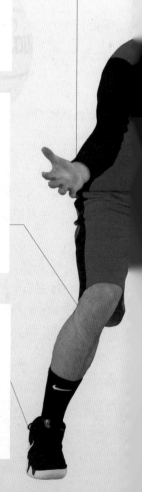

肩部和上肢

　　篮球作为一项手臂过肩动作较多的运动，肩部和上肢都有着很高的参与度。长期反复的投篮、传球动作以及直接或间接的外力刺激都可能会对运动员的肩部和上肢造成损伤。肩部和上肢较易发生损伤的部位包括肩关节盂唇、肩袖、肱二头肌肌腱等。

背部

　　篮球运动中经常涉及上身扭转发力的动作，例如突破上篮、扣篮、抢断等，这些动作通常幅度较大，特别是做动作的同时遇到较强对抗，则容易造成背部肌肉拉伤。

髋部和大腿

　　在篮球运动中，无论是跳跃、冲刺，还是变向、侧移，都离不开髋部和大腿的参与。训练量过大导致运动过度，或者比赛过程出现碰撞，都有可能加重髋部和大腿的负担，造成损伤。髋部和大腿较易发生损伤的部位包括股四头肌、腘绳肌、髋关节盂唇等。

2.4 不同位置球员常见损伤

在篮球场上运动员们各司其职，根据他们所处位置的不同，可以把他们大致分为前锋（小前锋、大前锋）、中锋以及后卫（控球后卫、得分后卫）。一项针对美国男子职业篮球联赛在 2017 赛季至 2021 赛季的研究显示，就整体赛季而言，后卫的运动损伤发病率最高，其次是前锋，中锋的运动损伤发病率最低。

前锋

前锋又分为小前锋和大前锋。小前锋的主要任务就是快攻与得分，这就要求小前锋具有极快的速度和多变的进攻方式，这也意味着他们的髋、膝、踝关节将承受很大的压力；而大前锋的主要任务是内线得分、防守与抢篮板球，这表示大前锋面对的通常是与他人激烈的身体对抗，这对他们的身体素质要求很高。因此，对于前锋而言，常见的损伤包括身体表面的暴力外伤，髋、膝、踝关节的各类运动损伤以及背部拉伤。

中锋

中锋往往位于球场内线，在三秒区活动。进攻时，中锋需要面对对方三秒区内的封堵去抢占有利位置；防守时，盖帽、抢篮板球是中锋的必备技能。这一系列任务使得中锋在球场上免不了与其他运动员发生剧烈的身体碰撞。因此，中锋常见的损伤主要是各种暴力导致的软组织挫伤或拉伤、骨折、脑震荡等，同时中锋通常体重较重，容易出现应力性骨折。

后卫

后卫又分为控球后卫和得分后卫。对于控球后卫而言，快速的单线切入和娴熟的控球传球技术是必不可少的，这使得控球后卫的膝关节、踝关节和腕关节所经受的应力刺激较大；而得分后卫的主要任务就是利用各种进攻手段得分，因此既要具备突破能力又要有外线得分能力。因此，后卫常见的损伤包括上肢各个关节与肌肉的疲劳性损伤以及膝、踝、腕关节的扭伤等。

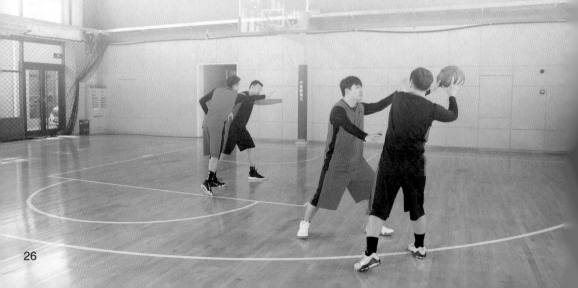

第3章

膝部损伤的预防与康复

- ■ 膝部解剖学
- ■ 膝部常见损伤

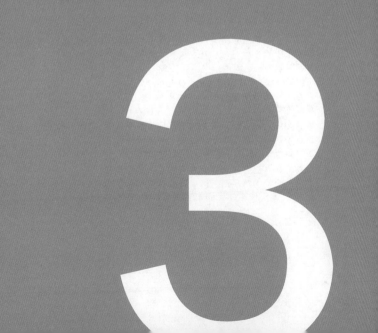

3.1 膝部解剖学

膝关节由胫股关节（由胫骨近端与股骨远端构成）和髌股关节（由髌骨与股骨远端构成）组成，主要运动为矢状面上的屈曲与伸展、水平面上的内旋与外旋。

肌肉

前面观

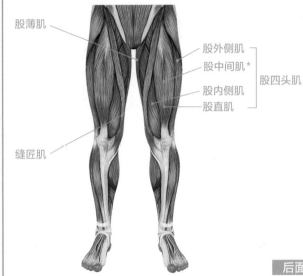

肌肉介绍

股直肌：起于髂前下棘，止于胫骨粗隆，具有使膝关节伸展和髋关节屈曲的功能。

股内侧肌：起于股骨粗线内侧唇，止于胫骨粗隆，具有使膝关节伸展的功能。

股外侧肌：起于股骨粗线外侧唇，止于胫骨粗隆，具有使膝关节伸展的功能。

股中间肌*：起于股骨体前面，止于胫骨粗隆，具有使膝关节伸展的功能。

股薄肌：起于耻骨下支，止于胫骨近端内侧，具有使膝关节屈曲和内旋、髋关节屈曲和内收的功能。

缝匠肌：起于髂前上棘，止于胫骨近端内侧，具有使膝关节屈曲和内旋，以及髋关节屈曲、外旋和外展的功能。

后面观

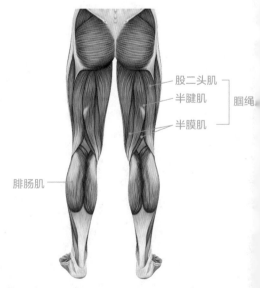

肌肉介绍

半腱肌：起于坐骨结节，止于胫骨近端内侧，具有使膝关节屈曲和内旋、髋关节伸展、骨盆后倾的功能。

半膜肌：起于坐骨结节，止于胫骨内侧髁后面，具有使膝关节屈曲和内旋、髋关节伸展、骨盆后倾的功能。

股二头肌：长头起于坐骨结节，短头起于股骨粗线外侧唇，整体止于腓骨头，具有使膝关节屈曲和外旋、髋关节伸展、骨盆后倾的功能。

腓肠肌：内侧头起于股骨内上髁后面，外侧头起于股骨外上髁后面，远端通过跟腱附着于跟骨结节，具有使膝关节屈曲、踝关节跖屈的功能。

注：*指深层肌肉，全书余同。

骨骼和韧带

前面观

股骨

前交叉韧带

外侧副韧带

外侧半月板

腓骨

后交叉韧带

内侧半月板

内侧副韧带

胫骨

后面观

股骨

后交叉韧带

前交叉韧带

外侧副韧带

外侧半月板

内侧半月板

内侧副韧带

胫骨

腓骨

骨骼和韧带介绍

股骨：人体最长的骨，由近端、股骨体和远端构成，也被称为大腿骨。

胫骨：与腓骨构成小腿，是人体第二长的骨。

腓骨：与胫骨构成小腿，呈三棱柱状，是人体最细的长骨。

半月板：新月形的纤维软骨盘，分内、外侧且二者分别位于胫骨内侧髁、外侧髁的顶部，可减小关节面的摩擦力和压力，并通过改善膝关节的吻合度来提升其稳定性。

前交叉韧带：起于股骨外侧髁内侧，止于胫骨髁间隆起的前侧，可稳定膝关节，防止胫骨过度前移、股骨过度后移，防止膝关节过度伸展、外翻、内翻和在水平面上过度旋转，也被称为前十字韧带。

后交叉韧带：起于股骨内侧髁外侧，止于胫骨髁间隆起的后侧，可稳定膝关节，防止胫骨过度后移、股骨过度前移，防止膝关节过度屈曲、外翻、内翻和在水平面上过度旋转，也被称为后十字韧带。

内侧副韧带：起于股骨内上髁，止于胫骨内侧髁，可稳定膝关节，防止膝关节外翻、过度伸展，也被称为胫侧副韧带。

外侧副韧带：起于股骨外上髁，止于腓骨头，可稳定膝关节，防止膝关节内翻、过度伸展，也被称为腓侧副韧带。

★ 髌骨：包绕于股四头肌肌腱中的籽骨，活动度大，异常滑动或半脱位的风险高，也被称为膝盖骨。

★ 髌韧带：位于膝关节囊前面，从髌骨的下缘向下止于胫骨粗隆，可以帮助伸膝及稳定膝关节。

3.2 膝部常见损伤

前交叉韧带损伤

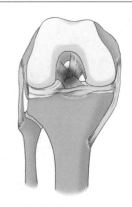

前交叉韧带损伤绝大多数都是非接触性的，最常发生在急停、变向和跳起落地这几种情况下，因为这通常会引起股骨、胫骨旋转和膝外翻、外旋，给前交叉韧带带来极大的负荷。正因为如此，前交叉韧带损伤在包含大量急停、变向和旋转动作的篮球、足球等运动中非常常见。此外，相较于男性而言，女性的前交叉韧带受激素水平、动作模式等影响，损伤风险更高。前交叉韧带损伤通常还伴随着半月板或内侧副韧带的损伤。

症状

疼痛 膝关节处有疼痛感，负重时尤为明显。

声音 韧带完全断裂时，可听到较为明显的声音。

关节活动度 急性期因疼痛肿胀关节活动度通常较差，急性期过后膝关节受力时会有不稳感；单纯前交叉韧带损伤，关节活动度通常不受影响。

肿胀 损伤引起内部出血，导致膝关节快速肿胀，产生大量积液。

试验 拉赫曼试验结果阳性，轴移试验阳性。

磁共振成像检查 韧带信号弥散或连续性中断，股骨和胫骨有挫伤表现。

诱因

● 给膝关节带来较大负荷的特定动作。特定动作包括快速启动、急停和切步等。在篮球运动中，个体为了保持灵活，通常处于膝关节屈曲的低重心状态，此时膝关节处于不稳定的状态，快速变向过人或运球急停等动作都会给膝关节带来较大负荷，引起前交叉韧带损伤。

● 错误的动作模式。下肢动作模式会影响韧带、软骨和骨骼上的负荷和变形力，错误的动作模式会大大增加前交叉韧带损伤的风险。在篮球运动中，个体在上篮、投篮、抢篮板球和抢断等动作中都经常跳跃，如果落地时髋关节和膝关节的屈曲程度不够，很容易发生前交叉韧带损伤。

- 髋关节和膝关节肌群力量不足。个体对髋关节和膝关节的动态控制能力较差，膝关节易外翻，从而造成前交叉韧带承受较大负荷。

- 核心稳定性不足。核心是身体的中心，是身体运动链的中枢部分，它可以整合近端与远端的力量，有效传递力，为身体运动提供稳定的平台。对下肢来说，腰部、髋部的稳定有力，核心本体感受功能的准确性，都是确保下肢顺利进行运动的重要因素。核心力量弱、核心稳定性差，是造成前交叉韧带损伤的重要原因。女性在运动中，髋关节的内收、内旋角度比男性大，外展、外旋的力量又弱于男性，从核心的生理上和力量上，都导致女性前交叉韧带损伤概率大于男性。

- 下交叉综合征。下交叉综合征是一种体态上的非理想状态。这种体态在外形上的特点是腰椎前屈，骨盆前倾，肚子看起来比较突出，身体重心比较靠前。通常腰部、背部、大腿前侧的肌肉比较紧张，腹部、臀部肌肉力量薄弱，从侧面看，将紧张的肌群连接、薄弱的肌群连接，就形成一个交叉的形状。因这些肌肉主要位于下肢，所以这种体态被称为下交叉综合征。下交叉综合征会引起下肢肌肉力量不均衡，易造成膝关节过伸，给膝关节带来额外压力，造成前交叉韧带损伤。

- 高速冲撞。篮球运动是强对抗项目，膝关节可能因为碰撞而突然外翻、外旋或过伸等，从而引发前交叉韧带损伤。

预防指导

- 拉伸髂腰肌、股四头肌、腘绳肌、小腿三头肌。

- 强化臀中肌、臀小肌、股四头肌、核心肌群 (如腹直肌、腹内斜肌、腹外斜肌、腹横肌) 的力量。

- 优化落地缓冲模式和急停、切步、转向动作模式。

处理指导

急性期

- 可在损伤后 24 小时内，根据 RICE 原则，做出正确、及时的处理。

- 根据疼痛、肿胀等症状进行判断，如疑似发生前交叉韧带损伤，尽快就医。

非急性期

- 进行必要的检查，如有需要，接受手术治疗。

- 术后或无须手术治疗时，根据专业人士的建议，进行理疗、提升下肢本体感觉及强化下肢肌肉力量的康复训练。

康复中后期推荐训练计划

页码	动作名称	动作图片	训练频率	单次训练	要点提示
163	仰卧直抬腿		1~2 次 / 天	20 次 ×3 组	上抬腿与垫面约成 30 度
175	侧抬腿		1~2 次 / 天	20 次 ×3 组	上方腿抬离垫面至最大限度（一般来说，超过 20 厘米即可）
157	弹力带 – 俯卧 – 单侧屈膝		1 次 / 天	10 次 ×3 组	屈膝 90 度
184	髋内收肌练习		1 次 / 天	10 次 ×3 组	上抬脚抬离垫面至最大限度（一般来说，超过 10 厘米即可）
162	瑞士球 – 靠墙下蹲		1~2 次 / 天	10 次 ×3 组	屈膝 90 度

重返篮球运动

● 接受由专业人士实施的功能性测试，评估膝关节的力量和稳定性是否达到重返篮球运动的标准，包括等速力量测试、跳跃测试等。

● 在全面重返篮球运动之前，需要模拟专项动作，包括跳跃、变向和急停等。

● 根据专业人士的指导，循序渐进地重返篮球运动。

● 将等速肌力评定结果"患侧肌力 ÷ 健侧肌力＞ 90%"作为重返篮球运动的标准。

半月板损伤

半月板损伤是指膝关节内侧或外侧的半月板撕裂或断裂。半月板位于胫骨平台上，是半月形的软骨，起到缓冲和减震的作用。半月板损伤在肢体接触较多、容易发生碰撞的运动中易出现。篮球运动中膝关节扭转、变向较多，因此半月板损伤发生率较高。内侧半月板损伤还经常伴随内侧副韧带损伤、前交叉韧带损伤，三者被称为膝关节损伤三联征。

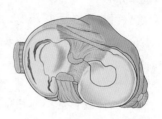

症状

疼痛　膝关节间隙内有疼痛感。按压膝关节或小腿转动时，有明显痛感。

声音　偶尔能听到膝关节内部发出"咔嚓"声或"砰"的声音。

关节活动度　若半月板撕裂后发生翻转嵌压，通常屈伸膝活动受限并伴有疼痛感。可能发生膝关节绞锁现象。

肿胀　通常损伤后膝关节会有肿胀反应，但一般肿胀程度不严重。

X 光片检查　可用于诊断有无合并骨折的情况。

磁共振成像检查　可用于诊断半月板是否撕裂。

诱因

● 在运动中进行变向时，膝部在扭转的过程中产生半月板损伤。这种诱因最为常见。在大腿与小腿不同步扭转时，如小腿与足部处于静止状态，而躯干与大腿发生扭转，这就造成了膝部扭转，此时半月板易损伤。

● 下肢过度劳累，造成股骨过度内旋。股骨过度内旋造成膝关节外翻，使膝关节稳定性降低，压力增大，提升半月板受伤风险。

● 核心稳定性不足。核心缺乏稳定性，造成下肢动作不稳定，提升半月板受伤风险。

● 下交叉综合征。下交叉综合征会给膝关节带来更大的压力，易造成半月板损伤。

● 膝部外侧受到强力撞击。来自膝部外侧的冲击力，使半月板承受较大的力。

预防指导

● 拉伸股四头肌、腘绳肌、臀中肌。

● 强化臀中肌、股内侧肌力量。

● 提升膝关节稳定性。

● 运动前热身。

处理指导

急性期

- 可在损伤后48小时内，根据 PRICE 原则处理，稳住病情，防止损伤进一步加重。
- 积极采用消肿和抗炎的治疗。

非急性期

- 立即就诊。不存在手术指征的患者，可进行保守治疗；存在手术指征的患者，可进行关节镜手术治疗。
- 在后期炎症与疼痛消失后，可针对下肢和骨盆区域进行稳定性训练，以逐步恢复训练水平。
- 进行力量训练，尤其是下肢力量训练。训练顺序为肌肉的等长收缩训练、向心收缩训练、离心收缩训练。注意训练动作要以髋关节训练为主，可以减轻膝关节压力。
- 恢复关节活动度，确保膝关节能完成全范围活动。

康复中后期推荐训练计划

页码	动作名称	动作图片	训练频率	单次训练	要点提示
163	仰卧直抬腿		1~2 次 / 天	20 次 ×3 组	上抬腿与垫面约成 30 度
175	侧抬腿		1~2 次 / 天	20 次 ×3 组	上方腿抬离垫面至最大限度（一般来说，超过 20 厘米即可）
189	箱式深蹲		1 次 / 天	10 次 ×3 组	下蹲至臀部接触椅子边缘
184	髋内收肌练习		1 次 / 天	10 次 ×3 组	上抬脚抬离垫面至最大限度（一般来说，超过 10 厘米即可）

重返篮球运动

- 如果采用保守治疗，大多数患者可在 12~24 周后重返篮球运动。不排除会偶尔出现膝关节疼痛的现象。
- 如果采用手术治疗，经过康复训练，通常 12~24 周后可重返篮球运动。

内侧副韧带损伤

内侧副韧带损伤指膝关节内侧副韧带的部分或完全撕裂。内侧副韧带是膝关节内侧的稳定结构，在膝关节受到强大的外翻应力时可能出现损伤，并且损伤后会导致膝关节外翻不稳。内侧副韧带损伤可能合并前交叉韧带损伤和半月板损伤，常发生于肢体接触较多以及转身、扭转较多的运动中，如篮球、橄榄球、足球等运动。

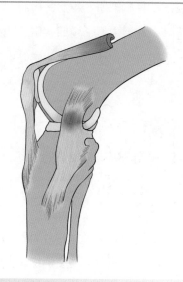

症状

疼痛　膝关节内侧疼痛，特别是在膝关节有外翻动作时疼痛加重。

关节活动度　关节活动受限。

肿胀　膝关节内侧肿胀，合并前交叉韧带损伤或半月板损伤时，会出现整个膝关节肿胀。

磁共振成像检查　可用于直接观察内侧副韧带的损伤情况。

诱因

- 在运动中进行变向或转体时，膝部在扭转的过程中，内侧副韧带受到较大牵拉力。这种诱因较为常见。在大腿与小腿不同步扭转时，如小腿与足部处于静止状态，而大腿与躯干发生扭转，就造成了膝部扭转，内侧副韧带受到强力牵拉。

- 下肢过度劳累。在疲劳状态下，胫骨外旋、股骨内旋造成下肢塌陷，内侧副韧带因受到牵拉力伸展度加大，损伤风险也提高。

- 核心稳定性不足。核心缺乏稳定性，造成下肢动作没有稳定的平台，会增加内侧副韧带的受伤风险。

- 下交叉综合征。下交叉综合征会给膝关节带来压力，加重内侧副韧带受到的压力。

- 膝部外侧受到强力撞击。来自膝部外侧的撞击力会使膝关节过度外翻，造成内侧副韧带损伤。

预防指导

- 拉伸腘绳肌、股四头肌。
- 优化倒地缓冲动作。
- 强化臀中肌、股四头肌、腘绳肌力量。
- 运动前热身，运动时佩戴护具。
- 提升平衡能力、本体感受能力、抗冲击能力 。

处理指导

急性期

- 根据 PRICE 原则进行治疗，减轻疼痛和肿胀。
- 及时就医，尽早固定伤处。根据损伤情况，固定工具通常选用膝关节支具等。

非急性期

- 多数内侧副韧带损伤可以通过保守治疗逐步恢复。保守治疗包括膝关节支具固定、理疗、关节活动度训练、力量训练等。
- 合并膝关节其他韧带损伤时需要手术治疗。
- 物理治疗应强调下肢力量训练，兼顾臀部肌肉和腿部肌肉力量，以减少膝关节的应力。做髋关节训练时要谨慎小心，避免给内侧副韧带施加压力。

康复中后期推荐训练计划

页码	动作名称	动作图片	训练频率	单次训练	要点提示
190	热身 - 膝关节		1 次 / 天	20 次 ×3 组	屈膝 90 度
163	仰卧直抬腿		1~2 次 / 天	20 次 ×3 组	上抬腿与垫面约成 30 度
175	侧抬腿		1~2 次 / 天	10 次 ×3 组	上方腿抬离垫面至最大限度（一般来说，超过 20 厘米即可）

重返篮球运动

- 不同程度的损伤，重返篮球运动时间不同，短则 3 到 4 周，长则半年。
- 对于损伤严重且有高功能需求的运动员，在重返篮球运动之前，需要去医院复查，经系统评估后方可重返篮球运动。

外侧副韧带损伤

外侧副韧带损伤的原因往往是膝关节受到从内侧转向外侧的外力。这种损伤常发生在篮球运动中的外力直接冲击膝关节内侧、踏错步或在转向运动中原地急速旋转等情况下。

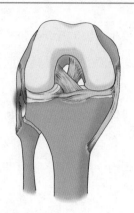

症状

疼 痛 膝关节外侧疼痛，特别是在膝关节有内翻动作时疼痛加重。

关节活动度 疼痛损伤刺激导致关节活动受限。

应力测试和韧带检查 可以确定关于外侧副韧带的诊断，并有助于诊断相关的前交叉韧带撕裂或其他韧带损伤。

肿 胀 膝关节外侧肿胀，有时全膝关节肿胀。

磁共振成像检查 可用于确定外侧副韧带损伤的严重程度，以及损伤是否仅局限于外侧副韧带。

诱因

● 膝关节内侧遭到直接暴力冲击。

● 踏错步。

● 转向运动中原地急速旋转。

预防指导

● 拉伸阔筋膜张肌、股四头肌、腘绳肌。

● 强化股内侧肌力量。

● 运动前热身。

处理指导

急性期

● 可在损伤后48小时内，根据 PRICE 原则处理，稳住病情，防止损伤进一步加重。

● 积极采用消肿和抗炎的治疗。

非急性期

● 如发生二级、三级韧带撕裂，需立即就诊，大多需要手术治疗。

● 对于轻微的外侧副韧带损伤，运动员应该立即在康复师的指导下开始主动－被动活动范围训练。

● 对于较轻的单纯外侧副韧带损伤，可能有必要使用一段时间的膝关节支具，以帮助韧带愈合。一般需要佩戴支具 4～6 周。

● 物理治疗应强调下肢力量训练，兼顾臀部肌肉和腿部肌肉力量，以减少膝关节的应力。做髋关节训练时要谨慎小心，避免给外侧副韧带施加压力。

康复中后期推荐训练计划

页码	动作名称	动作图片	训练频率	单次训练	要点提示
190	热身－膝关节		1 次/天	20 次 ×3 组	屈膝 90 度
163	仰卧直抬腿		1~2 次/天	20 次 ×3 组	上抬腿与垫面约成 30 度
175	侧抬腿		1~2 次/天	10 次 ×3 组	上方腿抬离垫面至最大限度（一般来说，超过 20 厘米即可）

重返篮球运动

● 完全恢复需要由损伤的严重程度确定。重返篮球运动取决于活动范围、力量的恢复以及疼痛的消失。在尝试全面重返篮球运动之前，运动员必须慢慢逐步恢复篮球活动，保证能在膝关节稳定的状况下，完成变向、急停等动作。

髌股关节疼痛（膝前痛）

髌股关节疼痛是由内部解剖因素和外部环境因素共同导致的。常见因素包括髌前皮下脂肪组织厚度改变、髌股支持带结构改变、滑膜组织带发育异常、供养血管早期退变、髌骨发育不良、髌股关节吻合关系不良、股骨滑车发育不良和股骨远端畸形等。髌股关节疼痛也被称为膝前痛，是膝关节常见的损伤之一，而且常与在体育运动中过度使用膝关节有关。髌股关节疼痛在篮球等需要半蹲位发力的运动中十分常见，而且在屈曲膝关节的活动中疼痛会加剧。

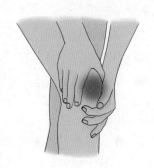

症状

疼 痛　膝盖前部通常会出现疼痛，但是在髌股关节退行性病变的情况下（在年龄较大的运动员中更常见），这种疼痛可能放射到膝盖后部。局部压痛可能出现在髌骨的任何部位。

功能影响　可能会导致髌骨运动轨迹发生变化，无法完成下蹲或下楼梯等动作。

肿 胀　明显的肿胀很少见。

磁共振成像检查　可能会显示髌股关节软骨异常信号。

X 光片检查　可能会显示髌股关节对位、对线欠佳和退行性病变。

其 他　可能出现膝关节"打软"现象。

诱因

● 过度使用膝关节。

● 髌骨轨迹不良。

● 足部异常（后足外翻和前足下垂）。

● 跑步、长期的半蹲位运动、蹲下、上下楼梯等活动。

● 身体活动水平突然提高。

● 髌骨不稳。

● 股四头肌无力。

预防指导

● 拉伸股四头肌、腘绳肌、臀中肌、臀大肌。

● 强化腹横肌、腹直肌、腹内斜肌、腹外斜肌、股四头肌、腘绳肌、臀中肌力量。

● 提升核心稳定性、下肢柔韧性，增强下肢肌肉力量。

● 优化步态、跑步模式。

● 必要时可穿戴足矫形器。

处理指导

急性期

● 增加休息时间，减少膝关节过度受力。

● 在短期内（最多 6 周）为足过度旋前的患者定制矫形器。

● 髌骨贴扎结合运动治疗，以帮助即刻减轻疼痛。

非急性期

● 绝大多数髌股关节疾病都可以通过非手术疗法得到改善。通常建议进行物理治疗，以锻炼腿部肌肉力量为主，兼顾锻炼臀部肌肉力量。

● 短波、超声波和电刺激可能有助于康复。

● 如果发生肿胀或剧烈的疼痛，非甾体抗炎药可能有用。

● 可调节护膝可能对一些运动员有用。

● 在康复期间，运动员应避免锁定膝盖，也应避免任何极端的弯曲姿势（盘腿而坐、跪着或下蹲）或腿部过伸姿势。

● 如果在 6 个月的治疗后效果不明显，磁共振成像检查有助于评估其他可能导致症状的原因。

康复中后期推荐训练计划

页码	动作名称	动作图片	训练频率	单次训练	要点提示
163	仰卧直抬腿		1~2 次 / 天	20 次 ×3 组	上抬腿与垫面约成 30 度
175	侧抬腿		1~2 次 / 天	20 次 ×3 组	上方腿上抬至最大限度（一般来说，超过 20 厘米即可）
184	髋内收肌练习		1 次 / 天	10 次 ×3 组	上抬脚抬离垫面至最大限度（一般来说，超过 10 厘米即可）

重返篮球运动

● 运动员通常要停止参与运动几周到 6 个月，如果做了手术，可能需要 3 ~ 6 个月才能重返篮球运动。在重返篮球运动之前，运动员必须能够模拟篮球运动动作而未出现明显疼痛。如果疼痛或无力感仍然存在，建议继续治疗。可以使用髌股关节护具，但是它们只是辅助物品，不是治疗方法。

髌腱炎

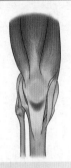

髌腱是连接胫骨与髌骨的肌腱。髌腱炎又叫"跳跃者膝"，是发生在髌腱上的轻微损伤或胶原蛋白退化变性。该损伤常发生在跳跃和转向较多的运动中，例如篮球、足球、田径、排球等运动。

症状

疼痛 有压痛、伸膝痛，髌骨底部和胫骨结节有尖锐刺痛。病情严重时，上下楼梯也会有痛感。

肿胀 髌腱可能会肿胀肥大。

磁共振成像检查 可用于诊断病情。

诱因

● 下肢肌肉，尤其是臀部肌群与大腿肌群，如果使用过多，经常处于疲劳状态，会引起髋关节、膝关节稳定性降低，造成股骨内旋和膝关节外翻，导致双下肢长度不一致，并且形成肌肉的不平衡状态，给关节带来压力，尤其是膝关节。再加上过度劳累的股四头肌和腘绳肌，处于紧张状态，会将压力转嫁给髌腱，导致髌腱劳损。

● 核心稳定性不足。核心是身体的中心，是运动链的中枢部分，可以有效传递力量，为运动提供稳定的平台。下背部、髋部的稳定有力，核心本体感受功能的完整性，都是确保下肢运动功能顺利发挥的重要条件。核心稳定性不足会使下肢活动受影响，加大膝关节的压力，长期易导致髌腱炎。

● 下交叉综合征。下交叉综合征是给膝关节带来压力的不良体态之一。

● 髌腱的过度使用。髌腱向下连接胫骨，向上连接髌骨，以及再往上的股四头肌，如果跳跃动作太多，髌骨承受压力过大，易造成髌腱损伤。

● 股四头肌的柔韧性差，腘绳肌过度紧张。这样也会将压力转嫁给髌腱。

● 训练场地的地面过于坚硬。如果地面太硬，做跳跃动作时，膝部缓冲性小，易对髌腱造成压力和损伤。

预防指导

- 拉伸股四头肌、腘绳肌、髂腰肌、臀大肌。
- 强化股四头肌、腘绳肌、臀中肌力量。
- 提升平衡能力、本体感觉。
- 优化跳深动作。
- 进行跳跃着地缓冲动作的安全教育，避免在有风险的情况下进行跳跃运动。

处理指导

急性期

- 可在损伤后 48 小时内，根据 PRICE 原则处理，稳住病情，防止损伤进一步加重。
- 积极采用消肿和抗炎的治疗。

非急性期

- 采用理疗手段，尽快控制炎症反应，促进消肿和局部血液循环。可以采用冲击波、超短波及超声波进行治疗。
- 在后期炎症与疼痛消失后，可针对下肢和骨盆区域进行放松、拉伸、力量和稳定性训练，以逐步恢复训练水平。
- 如果存在手术指征，则需要进行手术治疗。

康复中后期推荐训练计划

页码	动作名称	动作图片	训练频率	单次训练	要点提示
163	仰卧直抬腿		1~2 次 / 天	20 次 ×3 组	上抬腿与垫面约成 30 度
188	跪姿 – 股四头肌拉伸		2 次 / 天	20~30 秒 ×2 组	拉伸至大腿前侧肌群有中等强度拉伸感
153	泡沫轴 – 股四头肌放松		1 次 / 天	10 次（10 个来回，每个来回约 6 秒）×2 组	使泡沫轴在膝关节至大腿根之间来回滚动。注意控制滚动力度

重返篮球运动

- 重返篮球运动的时间根据个人症状改善的情况而定，但如果采用非手术手段治疗，6 周内一般不能重返篮球运动。6 周后可以逐步恢复篮球运动，注意应循序渐进地增加运动量。
- 经医生确认手术成功且痊愈，身体功能恢复，才可重返篮球运动。

第**4**章

足部和踝部损伤的预防与康复

- 足部和踝部解剖学
- 足部和踝部常见损伤

4

4.1 足部和踝部解剖学

　　足部和踝部关节包括近端的距小腿关节、距下关节、跗横关节等，以及远端的跗跖关节、跖趾关节和跖骨间关节等，主要运动为矢状面上的背屈与跖屈、冠状面上的内翻与外翻、水平面上的内收与外展、组合运动中的旋前与旋后。其中，距小腿关节（通常被称为踝关节）由胫骨下关节面、内踝关节面、腓骨外踝关节面及距骨滑车构成，主要运动为矢状面上的背屈与跖屈。

肌肉

前面观　　后面观

肌肉介绍

胫骨前肌：起于胫骨外侧面近端三分之二处和骨间膜，止于内侧楔骨内侧面和第一跖骨底，具有使踝关节背屈和足内翻的功能。

趾长伸肌：起于胫骨外侧髁、腓骨内侧面近端四分之三处和邻近骨间膜，止于外侧四趾的中节和远节趾骨底，具有使踝关节背屈、足外翻、足趾（踇趾外四趾）伸展的功能。

踇长伸肌：起于腓骨前面和邻近骨间膜，止于踇趾远节趾骨底，具有使踝关节背屈、踇趾伸展的功能。

第三腓骨肌：起于胫骨外侧髁、腓骨内侧面近端四分之三处和邻近骨间膜，止于第五跖骨底，具有使踝关节背屈和足外翻的功能。

腓骨长肌：起于腓骨外侧面，止于内侧楔骨外侧面和第一跖骨底，具有使踝关节跖屈和足外翻的功能。

腓骨短肌：起于腓骨外侧面，止于第五跖骨粗隆，具有使踝关节跖屈和足外翻的功能。

肌肉介绍

腓肠肌：见"3.1 膝部解剖学"中的相关内容。

比目鱼肌：起于胫骨和腓骨后面上部，远端通过跟腱附着于跟骨结节，具有使踝关节跖屈的功能。

胫骨后肌*：起于胫骨、腓骨和骨间膜的后面，止于舟骨粗隆、楔骨和第二至第四跖骨底，具有使踝关节跖屈和足内翻的功能。

趾长屈肌*：起于胫骨后面中部，止于第二至第五趾远节趾骨底，具有使踝关节跖屈和足趾（踇趾外四趾）屈曲的功能。

踇长屈肌*：起于腓骨后面远端三分之二处，止于踇趾远节趾骨底，具有使踝关节跖屈、足内翻和踇趾屈曲的功能。

跟腱：腓肠肌和比目鱼肌共同构成的全身最长、最强大的肌腱。

骨骼和韧带

外侧面观　　　　　　　　　　内侧面观

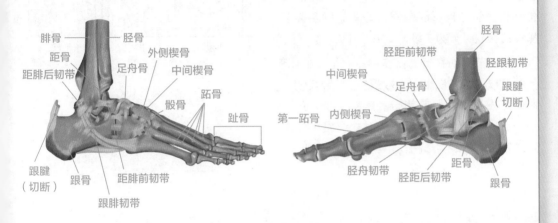

外侧面观：腓骨　胫骨　距骨　外侧楔骨　足舟骨　中间楔骨　距腓后韧带　骰骨　跖骨　趾骨　跟腱（切断）　跟骨　距腓前韧带　跟腓韧带

内侧面观：胫骨　胫距前韧带　胫跟韧带　中间楔骨　足舟骨　跟腱（切断）　第一跖骨　内侧楔骨　距骨　跟骨　胫舟韧带　胫距后韧带

骨骼和韧带介绍

胫骨：见 "3.1 膝部解剖学" 中的相关内容。

腓骨：见 "3.1 膝部解剖学" 中的相关内容。

跗骨：位于足部后侧，共 7 块，分别为距骨、跟骨、足舟骨、骰骨、外侧楔骨、中间楔骨、内侧楔骨。

跖骨：位于足部中央，共 5 块，由内向外依次为第一至第五跖骨。

趾骨：位于足部前侧，共 14 块，由内向外依次为第一至第五趾骨，其中第一趾骨只有 2 节骨（近节、远节趾骨），第二至第五趾骨均有 3 节骨（近节、中节、远节趾骨）。

外侧副韧带：包括距腓前韧带、距腓后韧带和跟腓韧带，三者均起于腓骨外踝，分别止于距骨颈、距骨后突和跟骨；可稳定踝关节外侧，限制踝关节内翻；整体易发生扭伤，其中，距腓前韧带较为薄弱，最易扭伤，距腓后韧带较为发达，不易撕裂。

内侧副韧带：包括胫舟韧带、胫跟韧带、胫距后韧带和胫距前韧带，四者均起于胫骨内踝，分别止于舟骨粗隆、载距突、距骨内侧结节和距骨；可稳定踝关节内侧，限制踝关节外翻；也被称为三角韧带。

4.2 足部和踝部常见损伤

踝关节扭伤

踝关节扭伤，即由外力冲击，或运动失衡，引发的踝关节周围韧带的撕裂现象。可能是一条韧带撕裂，也可能是同时好几条韧带撕裂，撕裂的程度可分为 I 级、II 级、III 级。

踝关节扭伤在运动损伤中占有很高的比例，其中又以内翻扭伤患者人数最多。内翻扭伤中，撕裂多发生于距腓前韧带和跟腓韧带，距腓后韧带只有在踝关节严重扭伤时才会发生撕裂。胫腓韧带也是踝关节扭伤中经常受损的韧带。

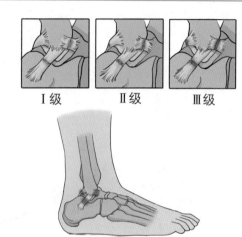

I 级　　　II 级　　　III 级

症状

疼痛　根据损伤程度，疼痛有轻度痛感、中度痛感以及剧痛。III 级扭伤（程度最严重）时，剧痛后痛感会消失。

关节活动度　I 级扭伤时，踝关节有僵硬现象，行走和跑动都有困难；II 级扭伤时，踝关节呈现不稳定状态，脚部活动困难，行走困难；III 级扭伤时，踝关节功能丧失，无法站立，无法行走。

肿胀　I 级扭伤可能伴有肿胀，II 级、III 级扭伤有明显肿胀。

声音　可能伴随响声。

X 光片检查　可用于判断是否有骨折、骨裂、脱位现象。

磁共振成像检查　可用于判断踝关节周围韧带有无撕裂现象，以及关节软骨是否有损伤。

诱因

● 错误的身体姿势。双脚有较严重的足内翻或足外翻，均会导致踝关节受力异常，引发扭伤。

● 下交叉综合征。这种体态在外形上的特点是腰椎过度前凸，骨盆前倾，肚子看起来比较突出，身体重心比较靠前。为了保持平衡，需要依靠腰部肌群将身体回拉，导致腰部、背部、大腿前侧的肌肉比较紧张，腹部、臀部肌肉力量薄弱，从侧面看，将紧张的肌群连接、薄弱的肌群连接，就形成一个交叉的形状。因这些肌肉主要位于下肢，所以这种体态被称为下交叉综合征。无论是足内翻、足外翻，还是下交叉综合征，均会引起下肢肌肉力量的不均衡，踝关节不稳定，身体重心不稳定，易导致踝关节扭伤。

- 下肢肌肉过度使用。下肢肌肉，尤其是臀部肌群与大腿肌群，如果使用过多，经常处于疲劳状态，会导致髋关节、膝关节稳定性降低，造成股骨内旋、膝关节外翻，使双下肢长度不一致，并且形成肌肉的不平衡状态，给踝关节带来压力；并且全身大部分负重都会集中在踝部，而踝关节周围软组织又比较薄弱，易造成踝关节扭伤。

- 踝关节过度紧张。肌肉的长时间收缩引发踝部酸痛，易扭伤踝关节。

- 有踝关节扭伤史。韧带恢复比较慢，而且不容易完全恢复如初，因此有扭伤史的韧带，容易再次发生损伤。

- 踝穴异常，或踝关节韧带松弛。踝穴由内踝、外踝和胫骨后缘构成。如果踝穴过宽，或有损伤史，会降低踝关节的稳定性。同理，踝关节韧带松弛也会降低踝关节稳定性。

- 核心缺乏稳定性。核心是身体的中心，是运动链的中枢部分，可以有效传递力量，为运动提供稳定的平台。如果核心力量弱，核心稳定性差，会导致身体重心不稳，如果再遇到略微不平的地面，踝关节受伤概率会大大增大。

- 来自外部的强大冲撞力。外力导致的踝关节扭伤常见于冲撞性比较强的运动中。

预防指导

- 拉伸腓肠肌、比目鱼肌、胫骨前肌、胫骨后肌、腓骨长肌、腓骨短肌。

- 强化腓肠肌、比目鱼肌、胫骨前肌、胫骨后肌、腓骨长肌、腓骨短肌力量。

- 提升下肢稳定性、核心稳定性。

- 优化胫骨前肌离心控制。

- 运动前热身、运动中绑保护绷带。

处理指导

急性期

- 可在损伤后 48 小时内，根据 PRICE 原则，做出正确、及时的处理。

- 根据疼痛、肿胀等症状进行判断，如疑似踝关节骨折，尽快就医。

非急性期

● 进行必要的检查，判断踝关节周围软组织损伤状况，进行相应治疗。如有需要，接受手术治疗。在此期间，可以用拐杖帮助承重。

● 必要时吃一些消炎药（需医生指定药品），消除炎症，缓解疼痛。

● 为避免身体运动素质下降，上身可继续保持锻炼。

● 疼痛和炎症逐渐消退之后，可以在关节承受范围内做一些简单的康复动作，注意刚刚开始康复时，脚可以经常做屈伸拉伸动作，但禁止做踝关节旋转或内、外翻动作。一周后，可以适当做踝关节的旋转动作。

● 进行小腿放松、小腿力量和本体感觉训练，有助于踝关节的康复，并为重返篮球运动做好身体准备。

● 保持良好的关节活动度。

康复中后期推荐训练计划

页码	动作名称	动作图片	训练频率	单次训练	要点提示
185	单脚 – 站立		1 次 / 天	10 秒（单脚支撑稳定后开始计时）×10 组	一侧腿站立，另一侧腿向后屈膝约 90 度
156	弹力带 – 站姿 – 双脚提踵		1 次 / 天	20 次 ×3 组	根据个人平衡感抬高脚跟至最大限度，前脚掌保持着地
150	筋膜球 – 踝关节外侧放松		1 次 / 天	30 秒 ×3 组	需绕开踝关节外侧骨突处按压，可点状按压，也可小范围画圈按压

重返篮球运动

● 经历必要的休息期，促进踝关节恢复。通常来说，Ⅰ级踝关节扭伤需要休息 1~2 周，Ⅱ级扭伤需要休息 2~4 周，Ⅲ级扭伤要休息 4~6 周。

● 重返赛场之前，最好找专业人士进行踝关节功能评估，了解踝关节的健康水平。

● 循序渐进地进行训练，逐步提升训练难度。

跟腱炎

跟腱是由腓肠肌、比目鱼肌的肌腱向下汇合于跟骨结节处形成的肌腱，呈 V 字形。跟腱的过度使用，会破坏肌腱的胶原纤维以及其排列方式，刺激肌腱产生液态物质，形成跟腱炎。

跟腱炎的常见原因是负荷过重，两次训练之间的恢复时间不足。在发生跟腱炎的运动员中，60% 到 80% 的运动员认为训练强度或持续时间的突然变化或增加会导致跟腱炎。

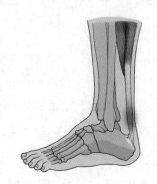

症状

疼痛　脚后跟后侧疼痛。慢性，长期疼痛，在运动时疼痛加剧。在踝跖屈和踝背屈的过程中，痛点会转移。

肿胀　如果跟腱发炎并发生撕裂，脚跟肌腱处有肿块。

磁共振成像检查　可以发现纺锤形增厚的跟腱，同时伴有跟腱内信号变化。

诱因

- 腓肠肌力量弱。虚弱的腓肠肌，导致跟腱要承受更多负荷，引发跟腱炎。

- 腓肠肌紧张。腓肠肌紧张，会拉动跟腱，使跟腱张力增大。

- 过度足内翻。过度足内翻会让双脚受力不均，跟腱偏离正常位置，导致肌腱承受更大的压力。

- 跑步时跨步太大。大跨步会使身体重心不稳，且对双脚的冲力更大，易导致跟腱炎。

- 鞋袜不合脚。

- 短时内大量加大运动量。这会给跟腱带来异于平时的压力，使跟腱因难以适应高强度运动而发炎。

- 热身不充分。肌肉和肌腱未能进入运动状态，弹性不足。

- 旧伤复发。

- 错误的站姿。站姿不良会使双腿负重不同，造成肌肉受力不平衡，跟腱负重不对称，易引发局部炎症。

● 其他因素。跟腱炎是多因素引发的，内在或外在的危险因素与导致肌腱负荷承受能力降低或导致肌腱超负荷的运动模式有关。髋部神经肌肉控制不足，踝关节背屈和距下关节活动度异常，体重增加均是治疗过程中可以解决的内在危险因素。

预防指导

● 拉伸腓肠肌、比目鱼肌和跟腱。

● 强化小腿后侧肌群的力量训练，提升跟腱、肌肉承受负荷的能力。

● 提升跟腱的弹性和韧性。

● 优化跑步与跳跃的动作模式。

● 在进行体育锻炼和运动训练时要遵守循序渐进的原则，逐渐增加运动量和提升运动强度。当跟腱出现疼痛或不适症状时，应及时调整运动负荷或变换练习内容，避免或减少对跟腱的刺激。

处理指导

急性期

● 停止刺激跟腱的运动，及时就医。

● 每天冰敷跟腱 2~3 次，每次可敷 15 分钟。

● 使用具有舒张血管作用的乳霜。

非急性期

● 动态休息。可以采用不让跟腱感到疼痛的运动，例如骑自行车、游泳等。

● 拉伸。在跟腱未感受到疼痛的前提下，对小腿肌肉进行拉伸，如直腿小腿拉伸或屈腿小腿拉伸。

● 经常用泡沫轴放松小腿肌肉，尤其是腓肠肌。

● 跟腱疼痛消失后，进行强化腓肠肌力量的练习。

● 如果跟腱疼痛、肿胀连续数日不退，影响行走，需要及时就医。

● 可穿鞋跟较高的鞋子，减轻跟腱压力。

● 纠正站姿，使身体达到平衡状态，进行本体感觉训练。

● 离心运动。收缩肌肉使跟腱延长，产生的伸展应力能够使跟腱里的血流减少，从而有效缓解症状。

康复中后期推荐训练计划

页码	动作名称	动作图片	训练频率	单次训练	要点提示
177	小腿拉伸		2 次 / 天	30 秒 ×2 组	两脚前后间距依个人耐受程度而定。间距越大，后方小腿拉伸感越强
156	弹力带 – 站姿 – 双脚提踵		1 次 / 天	20 次 ×3 组	根据个人平衡感抬高脚跟至最大限度，前脚掌保持着地
185	单脚 – 站立		1 次 / 天	10 秒（单脚支撑稳定后开始计时）×10 组	一侧腿站立，另一侧腿向后屈膝约 90 度

重返篮球运动

● 疼痛完全消失，才可重返篮球运动。

跟腱断裂

跟腱断裂容易发生在旋转动作、身体扭转动作较多的运动中，如篮球、橄榄球、足球等运动。跟腱断裂的发生，和跟腱炎或热身不充分有关系。

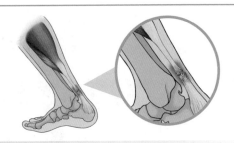

症状

疼 痛　跟腱断裂会引发剧痛。

声 音　跟腱断裂时，踝关节会发出声响。

关节活动度　踝关节无法跖屈。

功能影响　肌腱功能丧失，患者不能负重和行走。

其 他　受伤时有棒击感，足跟较对侧延长，腓肠肌会向上移动、堆积。

磁共振成像检查　可用于明确跟腱是否断裂及断裂的具体位置。

诱因

● 急性跟腱断裂的原因包括跟腱周围肌肉的血管退变、腓肠肌 – 比目鱼肌功能障碍以及运动导致的跟腱损伤等。

● 前足负重伸膝状态下的后足突然离地、踝关节中立位下突然背伸等。

● 40~60 岁的中年男性肌腱发生退化较明显，而运动量并没有因此而明显减少。

● 当所承受拉力导致跟腱拉伸超过原长度 4% 时便会有受伤和断裂的危险。在高强度运动中，特别是需要用力起跳或急转急停的运动中，足的位置频繁快速转换，造成跟腱需要在不稳定的位置承受小腿肌群突然的过度或不协调收缩，引起跟腱承载负荷不均匀，导致跟腱受伤；而在跟腱处于疲劳状态时则可能造成跟腱断裂。

预防指导

● 拉伸腓肠肌、比目鱼肌和跟腱。

● 强化小腿后侧肌群的力量训练，提升跟腱、肌肉承受负荷的能力。

● 提升跟腱的弹性和韧性。

● 在运动前做好充分的热身，踝关节处使用护具或贴扎保护，跟腱处出现疲劳或疼痛应立即停止运动。

处理指导

急性期

● 立即送医院进行石膏固定或者手术处理。

非急性期

● 保守治疗。进行石膏固定 6~8 周，直至肌腱愈合。

● 手术治疗。采用哪种方法，视具体情况和医生建议而定。

● 按摩。按摩能促进人体的血液循环和新陈代谢，对损伤部位康复有益。

● 进行理疗。

● 拉伸。在跟腱未感受到疼痛的前提下，对小腿肌肉进行拉伸，如直腿小腿拉伸或屈腿小腿拉伸。

● 跟腱疼痛消失后，强化腓肠肌力量练习。

● 纠正站姿，使身体达到平衡状态，进行本体感觉训练。

● 穿跟腱靴。

康复中后期推荐训练计划

页码	动作名称	动作图片	训练频率	单次训练	要点提示
177	小腿拉伸		2 次 / 天	30 秒 ×2 组	两脚前后间距依个人耐受程度而定。间距越大，后方小腿拉伸感越强
156	弹力带 – 站姿 – 双脚提踵		1 次 / 天	20 次 ×3 组	根据个人平衡感抬高脚跟至最大限度，前脚掌保持着地
185	单脚 – 站立		1 次 / 天	10 秒（单脚支撑稳定后开始计时）×10 组	一侧腿站立，另一侧腿向后屈膝约 90 度

重返篮球运动

● 经过力量训练，损伤相关部位恢复力量，且恢复活动范围。

● 治疗后至少 3 个月后才可以进行健身房健身，8 周后可以尝试走和跑，半年后可进行带有旋转等改变方向的运动。

● 完全恢复至可以重返篮球运动，一般在治疗后 1 年以上。

足底筋膜炎

足底筋膜，是从脚后跟一直延续到跖骨的筋膜带，它在保持脚部弓形、维持脚部着地时的稳定性、帮助脚部推离地面等方面，都发挥着作用。但如果小腿肌肉过紧，会导致筋膜的过度拉伸，从而形成足底筋膜炎。在跑步运动中，运动者易发生足底筋膜炎，并且需要较长的时间才能恢复健康。

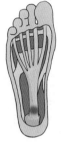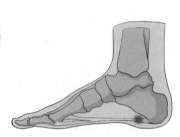

症状

疼 痛　脚后跟内部疼痛，尤其是早上起床后。疼痛会放射至足底中心位置和足弓。脚跟底部有压痛。

功能影响　影响脚部离地的能力。

超声检查　足底筋膜跟骨止点的厚度 ，正常时不超过 4mm，超过 4mm、回声减弱、有时筋膜周围渗出，都提示存在足底筋膜炎。

磁共振成像检查　可以看到筋膜厚度增加。

X 光片检查　负重位足部 X 光片检查有助于排除跟骨骨折或其他的骨性病理性改变，也有助于发现跟骨下骨刺。

诱因

- 足弓过高。高足弓会带给筋膜较大的张力。
- 小腿肌肉紧张。小腿肌肉紧张会拉动跟腱，并连带拉动跟骨和足底筋膜，导致足底筋膜炎。
- 跑步时间过长且没有休息。
- 脚跟跳跃动作过多。
- 踝关节背屈活动太少。
- 姆趾伸展受限。
- 下肢劳累造成过度旋前。
- 下交叉综合征。足部负担加重，造成足底筋膜炎。
- 不正确的穿鞋习惯、体重增加。

预防指导

- 拉伸足底筋膜和小腿三头肌。
- 强化足底肌群和下肢肌群的力量。

● 提升足对落地缓冲的控制。　　● 优化跑步动作模式。

● 在较软地面上跑步、穿合脚的跑鞋。有需要的人可以使用足弓支撑垫，控制训练量变化幅度，避免运动持续过量，每周最多增加 10% 的跑步里程。

处理指导

急性期

● 根据 RICE 原则处理，稳住病情。　　● 将脚放在冰水中冷却。

● 停止刺激足底筋膜的运动。　　● 采用抗炎治疗。

非急性期

● 动态休息。可以进行不让足底筋膜感到疼痛的运动，例如骑自行车、游泳、用椭圆机运动等。

● 起床前先放松脚踝。使脚踝上下运动若干次，可以对跟腱和筋膜起到放松作用。

● 按摩。用有弹性的球滚动放松足底，如网球、高尔夫球等，但要避开伤处。

● 进行拉伸训练。经常拉伸小腿肌肉，尤其是腓肠肌。

● 穿带有足弓支撑垫的鞋子，缓解足底筋膜压力。

● 在睡觉时使用足背夹板，缓解足底筋膜压力。

● 如果是在家自行修复，如果 2 周后疼痛还没有改善，需要到医院检查。

● 进行以强化腿部力量为主的力量训练。

康复中后期推荐训练计划

页码	动作名称	动作图片	训练频率	单次训练	要点提示
151	筋膜球 – 足底筋膜放松		3 次 / 天	30 秒 ×3 组	使球在足弓下方（前脚掌至脚跟之间）来回滚动。注意速度不宜快，2 秒滚一个来回
149	被动拉伸 – 坐式足部按摩		3 次 / 天	30 秒 ×3 组	按压足弓下方（前脚掌至脚跟之间）的酸痛区域，力度依个人耐受程度而定。可采用按压—放松方式进行
156	弹力带 – 站姿 – 双脚提踵		1 次 / 天	20 次 ×2 组	根据个人平衡感抬高脚跟至最大限度，前脚掌保持着地

重返篮球运动

● 足底完全无痛后，可重返篮球运动。时间不确定，短则几周，长则 1 年。

足部应力性骨折

　　应力性骨折的发生是长期负荷所致。大多数足部应力性骨折发生在跖骨，偶尔也会发生在跟骨以及足舟骨等部位。足部应力性骨折是一种典型的过度使用导致的损伤。不像因为摔倒或者崴脚这样的外伤事件导致的骨骼受伤，足部应力性骨折是因为骨骼的负荷超过了骨骼本身的承受能力而发生的。骨骼内部肿胀被称为应激反应或者应激损伤。持续的负荷最终会导致骨折，这在篮球运动员中较为常见。

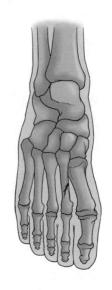

症状

| 疼痛 | 足部着地的时候感觉疼。 |

| 观察 | 患侧脚的顶端是否和正常侧脚的顶端有所不同。 |

| 磁共振成像检查 | 可用于确诊。 |

| X 光片检查 | 典型的应力性骨折很难通过 X 光片反映出来，除非骨头即将断裂或者已经在痊愈阶段（在这期间身体会产生愈合组织，损伤位置骨皮质增厚）。 |

| 肿胀 | 局部可能会出现肿胀。 |

| 单腿跳测试 | 试着用怀疑受伤的那只脚做单腿跳，如果脚着地的时候感觉到很疼，那么应该去看医生。 |

| 骨扫描 | 扫描骨密度，根据具体情况和家族病史，判断损伤发生的原因。 |

诱因

● 训练负荷增加得太快。虽然骨骼会逐渐适应训练负荷，但是这个过程需要一定的时间。

● 错误的跑步模式。错误的跑步模式包括足过度内翻或者跨步过大。太弱的躯干以及臀部肌肉力量会导致跑步机制紊乱。

● 骨质缺乏或骨质疏松都会使得骨骼很"脆"。

预防指导

● 控制体重。

● 加强足部及脚踝周围肌肉的力量。

● 补充维生素 D3 等营养物质。

处理指导

急性期

● 尽快去看医生，及时处理伤痛。

非急性期

● 如果足过度内翻，试试非处方的足弓支撑垫。如果足弓支撑垫没用，还是会发生应力性骨折，那就考虑使用定制的矫形器。

● 加强饮食中钙的摄入量，吃一些富含钙和维生素 D 的食物。

● 利用动态休息保持身体健康（游泳是一个很棒的选择），但是避免一些会给受伤脚增加压力的活动，继续进行上身力量训练。

● 进行冲击波治疗，加速恢复。

康复中后期推荐训练计划

页码	动作名称	动作图片	训练频率	单次训练	要点提示
151	筋膜球 – 足底筋膜放松		3 次 / 天	30 秒 ×3 组	使球在足弓下方（前脚掌至脚跟之间）来回滚动。注意速度不宜快，2 秒滚一个来回
149	被动拉伸 – 坐式足部按摩		3 次 / 天	30 秒 ×3 组	按压足弓下方（前脚掌至脚跟之间的位置）的酸痛区域，力度依个人耐受程度而定。可采用按压—放松方式进行
156	弹力带 – 站姿 – 双脚提踵		1 次 / 天	20 次 ×2 组	根据个人平衡感抬高脚跟至最大限度，前脚掌保持着地

重返篮球运动

● 在再次尝试篮球运动之前，先咨询医生。在应力性骨折还没有完全痊愈之前，任何运动都会使已经做出的努力付诸东流。

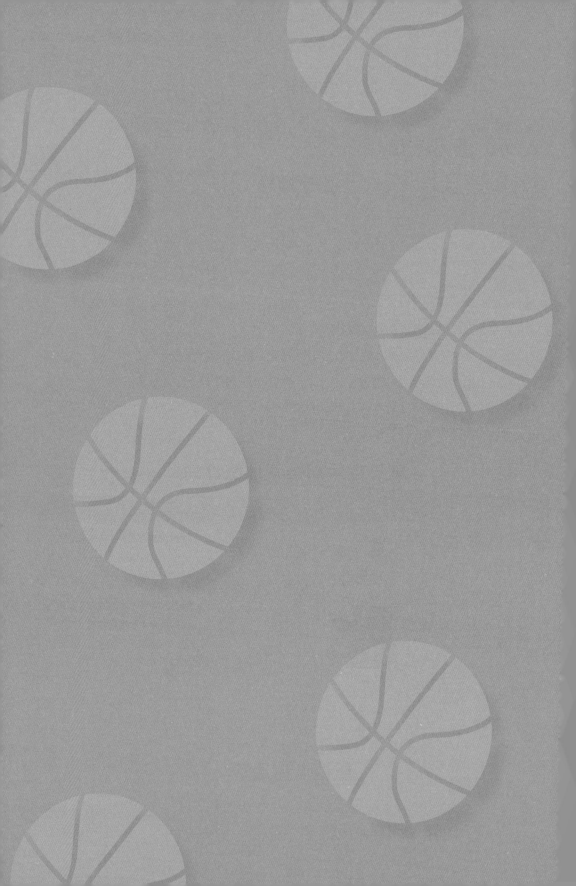

第5章

腕部和手部损伤的预防与康复

- 腕部和手部解剖学
- 腕部和手部常见损伤

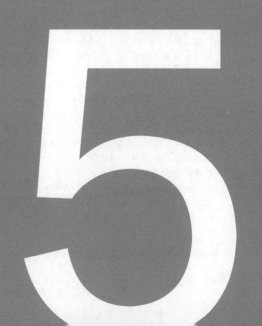

5.1 腕部和手部解剖学

腕部和手部关节包括桡腕关节、腕中关节、腕掌关节、掌指关节和指骨间关节，主要运动为矢状面上的屈曲与伸展，冠状面上的尺偏与桡偏、内收与外展，以及组合运动中的环转。其中，桡腕关节通常被称为腕关节，由桡骨的腕关节面和邻近的关节盘，以及手舟骨、月骨和三角骨的近侧关节面构成，主要运动为矢状面上的屈曲与伸展、冠状面上的尺偏与桡偏，以及组合运动中的环转。

肌肉

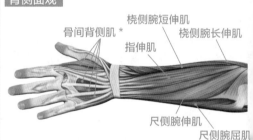

掌侧面观

拇短展肌　指深屈肌*
拇对掌肌　桡侧腕屈肌
拇短屈肌
掌长肌
蚓状肌　尺侧腕屈肌
拇收肌　指浅屈肌

背侧面观

桡侧腕短伸肌
骨间背侧肌*　桡侧腕长伸肌
指伸肌
尺侧腕伸肌
尺侧腕屈肌

肌肉介绍

桡侧腕屈肌：起于肱骨内上髁及前臂深筋膜，止于第二掌骨底，具有使腕关节屈曲和桡偏的功能。

尺侧腕屈肌：起于肱骨内上髁和尺骨上端后缘，止于豌豆骨，具有使腕关节屈曲和尺偏的功能。

掌长肌：起于肱骨内上髁，止于掌腱膜，具有使腕关节屈曲的功能。

指浅屈肌：起于肱骨内上髁、尺骨和桡骨前面，止于第二至第五中节指骨的两侧，具有使腕关节屈曲、掌指关节屈曲、近端指骨间关节屈曲的功能。

指深屈肌*：起于尺骨前侧和骨间膜，止于第二至第五远节指骨，具有使腕关节屈曲、掌指关节屈曲、近端指骨间关节屈曲和远端指骨间关节屈曲的功能。

拇短展肌：起于屈肌支持带和相邻腕骨，止于拇指近节指骨底，具有使拇指腕掌关节外展和屈曲，以及拇指掌指关节屈曲的功能。

拇短屈肌：起于屈肌支持带和相邻腕骨，止于拇指近节指骨底，具有使拇指腕掌关节和掌指关节屈曲的功能。

拇对掌肌：起于屈肌支持带和相邻腕骨，止于第一掌骨，具有使拇指腕掌关节对掌的功能。

拇收肌：起于屈肌支持带、头状骨和第三掌骨，止于拇指近节指骨底，具有使拇指腕掌关节外展和屈曲，以及拇指掌指关节屈曲的功能。

蚓状肌：起于指深屈肌腱，止于第二至第五指背腱膜，具有使掌指关节屈曲和指骨间关节伸展的功能。

肌肉介绍

桡侧腕长伸肌：起于肱骨外上髁，止于第二掌骨底背侧面，具有使腕关节伸展和桡偏的功能。

桡侧腕短伸肌：起于肱骨外上髁，止于第三掌骨底背侧面，具有使腕关节伸展和桡偏的功能。

尺侧腕伸肌：起于肱骨外上髁和前臂深筋膜，止于第五掌骨底背侧面，具有使腕关节伸展和尺偏的功能。

指伸肌：起于肱骨外上髁，止于第二至第五指中节和远节指骨底，具有使手指伸展的功能。

骨间背侧肌*：起于第一至第五掌骨对缘，止于第二至第四指近节指骨和指背腱膜，具有使第二、第四和第五指掌指关节外展的功能。

骨骼和韧带

掌侧面观

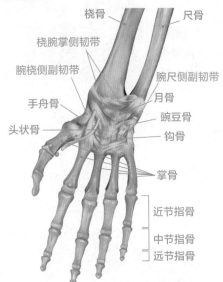

桡骨
尺骨
桡腕掌侧韧带
腕桡侧副韧带
腕尺侧副韧带
手舟骨
月骨
头状骨
豌豆骨
钩骨
掌骨
近节指骨
中节指骨
远节指骨

背侧面观

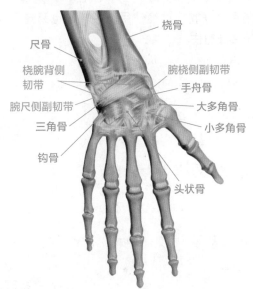

桡骨
尺骨
桡腕背侧韧带
腕桡侧副韧带
腕尺侧副韧带
手舟骨
三角骨
大多角骨
钩骨
小多角骨
头状骨

骨骼和韧带介绍

尺骨：与桡骨构成前臂，呈三棱柱状，上端与肱骨形成肱尺关节，下端与桡骨形成桡尺关节。

桡骨：与尺骨构成前臂，上端与肱骨形成肱桡关节，下端与尺骨形成桡尺关节。

腕骨：位于手部近侧，共2列、8块，近侧列包括手舟骨、月骨、三角骨和豌豆骨，远侧列包括大多角骨、小多角骨、头状骨和钩骨。

掌骨：位于手部中央，共5块，由桡侧向尺侧依次为第一至第五掌骨。

指骨：位于手部远侧，共14块，由桡侧向尺侧依次为第一至第五指骨，其中第一指骨只有2节骨（近节、远节指骨），第二至第五指骨均有3节骨（近节、中节、远节指骨）。

腕桡侧副韧带：起于桡骨茎突，止于手舟骨、头状骨及大多角骨，可稳定腕关节，防止腕关节过度尺偏。

腕尺侧副韧带：起于尺骨茎突，止于三角骨、豌豆骨及腕横韧带，可稳定腕关节，防止腕关节过度桡偏。

桡腕背侧韧带：起于桡骨下端的后缘，止于手舟骨、月骨和三角骨背面，可稳定腕关节，防止腕关节过度屈曲。

桡腕掌侧韧带：起于桡骨下端的前缘及茎突，止于手舟骨、月骨、三角骨和头状骨前面，可稳定腕关节，防止腕关节过度伸展。

5.2 腕部和手部常见损伤

腕关节扭伤

在运动中摔倒时，手掌着地，容易导致腕关节扭伤；过度使用腕关节，也易造成腕关节扭伤。

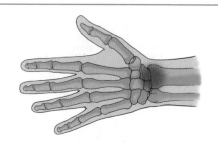

症状

疼痛 手腕有不同程度的痛感，或压痛。如果是轻微损伤，可适当上、下、左、右转动手腕，看是否疼痛。

功能影响 如果是严重损伤，会影响手腕活动。

肿胀 有可能出现腕部肿胀。对比两手手腕，看受伤手腕是否肿胀。

其他 手腕可能麻木或畸形。检查握力是否有损，按压鼻烟窝，看是否疼痛，由医生评估是否发生手舟骨骨折。

诱因

● 摔倒时没有很好的保护机制。摔倒时尽量双手抱头，用滚动的姿势缓解受到的冲击力，而不是用手撑地面。

● 过度使用腕关节。如在篮球运动中过多进行投篮动作。

预防指导

● 拉伸腕屈肌、腕伸肌、旋前圆肌等。

● 强化腕屈肌、腕伸肌、指屈肌、指伸肌等的力量。

● 强化上肢肌肉力量，强化下肢、躯干和肩带部位肌肉的力量和提升其稳定性等。

● 提升平衡能力。

● 训练前充分热身，训练后充分放松。掌握正确的技术动作，修正错误的动作。经常锻炼上肢肌肉的力量，加强整个上肢及躯干肌肉的力量。提升平衡能力。加强教育，如学习保护性姿势，摔倒时不要用手撑地。不要过度使用腕关节。运动后应及时对腕关节进行拉伸、热敷和按摩。当腕关节因劳损而出现不适症状时，应及时调整运动量和运动强度。

处理指导

急性期

- 如果损伤较严重，需要立即停止活动。
- 出现严重损伤需用夹板固定伤处，然后到医院急诊治疗。
- 损伤发生后，即使外观正常，也要每几个小时检查手腕一次，看是否有受损。
- 对伤处进行冰敷，每天 2~3 次，有利于减轻疼痛和消炎。

非急性期

- 日常活动中，需要用夹板固定伤处。
- 如果 2 周后没有好转，应该及时就诊，让医生对损伤进行评估。
- 理疗，以缓解疼痛，促进组织愈合。
- 利用支具保护，避免引起疼痛的动作。
- 进行上肢力量训练。
- 进行手指、手腕拉伸训练和关节活动度训练。

康复中后期推荐训练计划

页码	动作名称	动作图片	训练频率	单次训练	要点提示
169	手指拉伸		3 次 / 天	10 次 ×1 组	手指伸展分开至最大限度
161	主动拉伸 – 动态屈伸手腕		3 次 / 天	10 次 ×1 组	腕关节交替屈伸至最大限度
192	主动拉伸 – 动态瑞士球手腕环转		3 次 / 天	10 次 ×1 组	腕关节交替顺逆时针环转至最大限度

重返篮球运动

- 大部分腕关节扭伤后会很快恢复，手腕力量和柔韧性恢复后，经医生检查确认，即可重返篮球运动。
- 使用运动绷带或腕关节护具，可以加快重返篮球运动。

腕肌腱炎

手腕的许多肌腱都可能发炎，造成肌腱炎。手腕的背面有 6 个独立的筋膜室，每个都有自己的滑膜鞘。滑膜鞘内含少量滑液，使肌腱能够在鞘内自由滑动。手腕的重复性动作，例如羽毛球挥拍、篮球运动等，可能会在肌腱内引起足够摩擦，从而形成积液，造成肌腱炎（仅影响肌腱）或腱鞘炎（影响肌腱和滑膜鞘）。

发生在第一筋膜室的腱鞘炎也被称为洗衣妇扭伤，在手腕拇指侧的凸点附近的拇指根部会出现不适；发生在第一筋膜室和第二筋膜室的交叉点的炎症也叫交叉综合征，疼痛发生在肌腹的交叉处；发生在第三筋膜室的炎症也被称为鼓手麻痹性震颤症；发生在第六筋膜室的最常见炎症是尺侧腕伸肌肌腱炎，疼痛局限于手腕的背部外侧，可能会出现肿胀和广泛的疼痛。

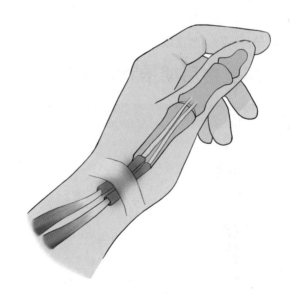

症状

疼痛 手腕处非常疼痛，存在压痛点，进行某些特定方向的活动时疼痛加剧。

功能影响 腕关节活动不适，无法完成一些简单的日常活动，如拧毛巾等。

X 光片检查 多无变化。

肿胀 肌腱肿胀。

声音 当肌腱受到挤压或者活动手腕时，会感觉到或听到吱嘎声（捻发音）。

磁共振成像检查 可用于诊断具体损伤部位。

诱因

- 手腕的重复性动作。打篮球时运球、投篮等重复动作，可能会在肌腱内引起足够的摩擦，从而形成积液，造成肌腱炎（仅累及肌腱）或腱鞘炎（累及肌腱和滑液鞘）。
- 摔倒时手先着地。如果摔倒时手先着地，尺侧腕伸肌等可能会发炎。
- 需要用力抓握的重复动作。
- 外伤。
- 存在糖尿病、类风湿关节炎等疾病。

预防指导

- 拉伸指屈肌、旋前圆肌、腕伸肌、腕屈肌等肌肉。
- 强化旋后肌、旋前圆肌、腕伸肌、腕屈肌等肌肉的力量。
- 提升手部和腕部肌肉的耐力和离心收缩能力。
- 优化手部发力模式，避免腕关节过度受力。
- 日常生活中注意手部休息放松，避免过度劳累，注意保暖；运动进行手指的充分热身；运动中，注意保护手指，合理使用手指护具，减小受伤概率；运动后及时拉伸放松，也可以由治疗师帮助进行各种放松活动。

处理指导

急性期

- 通过休息来防止手腕过度活动。
- 使用消炎药（如果合适）来减轻肿胀。

非急性期

- 运动员在日常活动中应该使用夹板，防止手腕进一步受力，但是每天至少要拆除 2 次，让手腕做一些温和的活动，减少液体积聚。
- 冰敷和自我按摩，以减轻肿胀。
- 对于洗衣妇扭伤和鼓手麻痹性震颤症，可能有必要使用拇指夹板。
- 可以尝试注射皮质类固醇减轻洗衣妇扭伤的炎症程度，但是对鼓手麻痹性震颤症应避免注射，因为有发生肌腱断裂的可能性。

● 如果交叉综合征的保守治疗失败了，可以通过手术来给第一筋膜室减压；如果第二筋膜室支持带紧张，也可对其减压。

● 如果累及尺侧腕伸肌，需要固定手腕。在韧带愈合的同时应保护手腕。使用运动绷带和护具。

● 进行手指、手腕拉伸训练和关节活动度训练。

康复中后期推荐训练计划

页码	动作名称	动作图片	训练频率	单次训练	要点提示
169	手指拉伸		3次/天	10次×1组	手指伸展分开至最大限度
161	主动拉伸 – 动态屈伸手腕		3次/天	10次×1组	腕关节交替屈伸至最大限度
192	主动拉伸 – 动态瑞士球手腕环转		3次/天	10次×1组	腕关节交替顺逆时针环转至最大限度

重返篮球运动

● 使用绷带或护具固定手腕后，打篮球时无疼痛，就可重返篮球运动。

● 使用运动绷带或腕关节护具，可以加快重返篮球运动。

腕关节骨折

在运动中摔倒时，手掌着地，容易导致腕关节骨折。桡骨远端是腕关节常见骨折部位。腕部受到冲击时，腕骨挤压桡骨，易导致桡骨远端骨折。手舟骨骨折也常有发生。

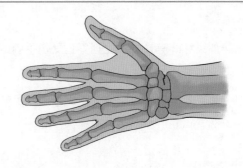

症状

疼 痛　手腕有不同程度的痛感。手舟骨骨折还会导致鼻烟窝压痛。

肿 胀　腕关节会肿大，甚至变形。桡骨远端骨折会导致手腕背面肿胀。

功能影响　和受伤手腕有关的活动都会受到影响。

磁共振成像检查　可用于判断骨折情况，特别是可以显示隐匿骨折。

X 光片检查　可用于判断骨折情况。

诱因

● 摔倒时没有很好的保护机制。摔倒时尽量双手抱头，用滚动的姿势缓解受到的冲击力，而不是用手撑地面。

● 骨密度低。骨密度低，骨质会比较脆，易造成骨折。骨密度低有先天的原因，也有后天缺钙，以及随着年龄的增加骨质逐渐流失的原因，后天原因可以通过锻炼延缓骨质流失。

预防指导

● 拉伸腕屈肌、腕伸肌、旋前圆肌等。

● 强化腕屈肌、腕伸肌、指屈肌、指伸肌等的力量。

● 强化上肢肌肉力量，强化下肢、躯干和肩带部位肌肉的力量和提升其稳定性等。

● 提升平衡能力。

● 训练前充分热身，训练后充分放松。掌握正确的技术动作，修正错误的动作。经常锻炼上肢肌肉的力量，加强整个上肢及躯干肌肉的力量。提升平衡能力。加强教育，如学习保护性姿势，摔倒时不要用手撑地。

处理指导

急性期

- 如果怀疑有骨折，立刻停止受伤手腕的活动，并找医生评估损伤情况。
- 冰敷受伤部位，缓解疼痛。
- 如果骨头未发生错位，用夹板固定关节。
- 如果骨头发生错位，较轻程度的错位，可用石膏固定 3~5 周，较重程度的错位需要手术矫正固定。

非急性期

- 如果保守治疗没有好转，需要手术治疗。
- 理疗，以缓解疼痛，促进骨折愈合。
- 支具保护，避免引起疼痛的动作。
- 进行上肢力量训练。
- 进行手指、手腕拉伸训练和关节活动度训练。
- 进行心肺功能训练。

康复中后期推荐训练计划

页码	动作名称	动作图片	训练频率	单次训练	要点提示
169	手指拉伸		3 次 / 天	10 次 ×1 组	手指伸展分开至最大限度
161	主动拉伸 – 动态屈伸手腕		3 次 / 天	10 次 ×1 组	腕关节交替屈伸至最大限度
192	主动拉伸 – 动态瑞士球手腕环转		3 次 / 天	10 次 ×1 组	腕关节交替顺逆时针环转至最大限度

重返篮球运动

- 由外科医生检查确定伤处是否愈合，可否重返篮球运动。
- 无论是日常活动，还是篮球活动，均需佩戴护腕。

三角纤维软骨复合体损伤

三角纤维软骨复合体（Triangular Fibrocartilage Complex，TFCC）损伤已经成为腕部扭伤运动员的隐患。TFCC 是位于尺骨和腕骨之间的软骨，具有缓冲作用。腕部用力旋转或过度伸展会使 TFCC 损伤。

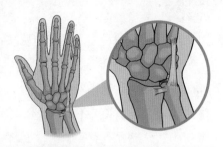

症状

疼痛　手腕尺侧疼痛，活动时加剧。

肿胀　手腕尺侧出现肿胀。

功能影响　患侧手抓握力下降，腕关节不稳定并伴有弹响。

磁共振成像检查　TFCC 挤压试验阳性，钢琴键试验阳性，三角剪切试验阳性。

其他　患者可能有运动史，腕尺偏伴突然的后伸或撞击碰触导致 TFCC 的急性损伤，也可能是长期训练导致 TFCC 应力性损伤。

X 光片检查　可能观察到尺骨茎突撕脱性骨折、手舟骨骨折、桡骨远端骨折或月骨和三角骨的掌侧脱位。

诱因

- 腕部过度用力旋转。
- 腕部尺偏时过度伸展。
- 腕关节尺侧的阳性变异导致 TFCC 所受压力增加。
- 尺骨的长度变化导致 TFCC 所受压力显著变化。
- 尺侧腕伸肌的变化。尺侧腕伸肌依赖 TFCC 来收缩，因此尺侧腕伸肌的变化可能会导致 TFCC 异常。

预防指导

- 拉伸手指、腕部、前臂处的肌肉，如旋前圆肌、腕屈肌、腕伸肌等。
- 强化手指、腕部、前臂处的肌肉力量，如桡侧腕屈肌、桡侧腕伸肌、旋后肌、旋前方肌等。
- 提升腕部肌肉耐力和离心收缩能力。
- 优化手掌屈曲位撑地动作或发力动作，如体操运动员需要掌握正确的撑杆发力技术。
- 日常生活中注意手部休息放松，避免过度劳累。运动前对手腕进行充分的热身，合理佩戴护腕；运动中集中精神，正确发力；运动后积极拉伸恢复，充分休息。

处理指导

急性期

- 治疗方法通常为先制动后康复，以重建腕部关节活动度和肌肉力量。夹板制动通常需要 3~6 周。

- 根据 PRICE 原则处理。

- 若桡尺远侧关节不稳定或保守治疗无效，需要进行手术治疗。

- TFCC 损伤可分为创伤性和退行性，不同类型的损伤采用不同类型的手术来治疗。手术治疗通常包括关节镜下修复术、关节镜下清创术和尺骨削短等方案。

非急性期

- 若桡尺远侧关节不稳定，保守治疗可延长至 6 个月。

- 实施腕关节松动术。

- 进行手指、手腕拉伸训练和关节活动度训练。

- 进行上肢力量训练。

康复中后期推荐训练计划

页码	动作名称	动作图片	训练频率	单次训练	要点提示
169	手指拉伸		3 次 / 天	10 次 ×1 组	手指伸展分开至最大限度
161	主动拉伸 – 动态屈伸手腕		3 次 / 天	10 次 ×1 组	腕关节交替屈伸至最大限度
192	主动拉伸 – 动态瑞士球手腕环转		3 次 / 天	10 次 ×1 组	腕关节交替顺逆时针环转至最大限度

重返篮球运动

- 患侧手握力达到健侧手握力 80% 以上。

- 经医生检查批准后，才可恢复运动和训练。

手指骨折

　　手指骨折指手指的一根或数根骨头破裂。手指骨折的原因通常和手指扭伤及脱位一样。球类运动的运动员或其他运动员都可能会手指骨折。每节指骨（手指骨）被扭转时都可能导致骨折。

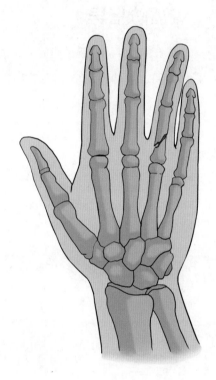

症状

疼痛　发生骨折之后，按压关节之间的部位会引起疼痛，所以应该有一个部位的压痛强于其他部位（除非有一处以上骨折）。轻拍指尖会引起骨折部位疼痛。弯曲或伸直手指时会引起疼痛。

肿胀　损伤部位会肿胀。

其他　变形。

功能影响　无法弯曲或伸直手指。观察手指是否活动受限和畸形。单独检查每个指关节的活动性，以确保肌腱功能正常。

X 光片检查　如果上述症状都存在，则需要进行 X 光片检查。

磁共振成像检查　可以显示软组织损伤情况以及鉴别陈旧性骨折。

诱因

- 手接触球类运动的运动员或其他运动员都可能会手指骨折。
- 手指末端遭到直接打击。
- 手指遭到两个物体的有力挤压或夹击。

预防指导

- 拉伸指伸肌、指浅屈肌、指深屈肌、腕伸肌、腕屈肌等手指关节和腕关节的肌肉。
- 强化指伸肌、指浅屈肌、指深屈肌、腕伸肌、腕屈肌等手指关节和腕关节的离心肌肉力量。
- 提升手部和腕部肌肉的耐力和离心收缩能力。
- 优化手部发力模式，避免指骨间关节过度受力。
- 日常生活中注意手部休息放松，避免过度劳累。运动前进行手指的充分热身；运动中，注意保护手指，合理使用手指护具，减小受伤概率；运动后及时拉伸放松，也可以由治疗师帮助进行各种放松活动。

处理指导

急性期

- 根据 PRICE 原则处理，抬高并冰敷伤处，加压包扎并用夹板固定手指，而且要在 1~3 天内进行评估。
- 关节面受损可能需要手术修复，防止发生关节炎。
- 旋转性骨折可能需要做手术，让骨头以适当的方式愈合。
- 崩片骨折或撕脱骨折通常按扭伤治疗，用保护夹板固定 4~6 周。
- 如果损伤发生在远节指骨，而且甲床突然发黑（黑色覆盖大部分甲床），这可能暗示着指甲基质断裂。这种损伤可能需要做手术修复，以增大指甲未来正常生长的概率。
- 对受伤部位冰敷，并前往医院。
- 继续观察运动员，看他是否会休克，如有必要，采取相关应对措施。一旦休克，则请求紧急医疗援助。

非急性期

● 可口服或外用非甾体抗炎药。

● 进行理疗，如超声波、超短波治疗等。

● 进行手指、手腕拉伸训练和关节活动度训练。

● 进行腕部力量训练。

康复中后期推荐训练计划

页码	动作名称	动作图片	训练频率	单次训练	要点提示
169	手指拉伸		3 次 / 天	10 次 ×1 组	手指伸展分开至最大限度
161	主动拉伸 – 动态屈伸手腕		3 次 / 天	10 次 ×1 组	腕关节交替屈伸至最大限度
192	主动拉伸 – 动态瑞士球手腕环转		3 次 / 天	10 次 ×1 组	腕关节交替顺逆时针环转至最大限度

重返篮球运动

● 经医生检查并批准，手指不再疼痛，手腕、手和手指的力量与柔韧性完全恢复且活动自如。

● 恢复篮球运动时，可能需要缠上保护性胶带。

● 如果受伤的手指用夹板和绷带（与相邻手指缠在一起）保护起来，运动员通常可以在 4~6 周后重返篮球运动。对于需要手术治疗的骨折，应该由医生决定何时重返运动。一般情况下，在通过皮肤插入的钢钉未取出之前，或者有缝线未拆除之前，运动员不应参与篮球运动。重点是防止受到进一步损伤。

手指其他损伤

　　手指其他损伤是发生在手指上的除骨折外的各种损伤，如扭伤、脱位、肌腱损伤等。在手部接触外力比较多的运动中，如篮球、足球（守门员）等运动中较容易发生。

症状

疼 痛　通常伴随着疼痛。

功能影响　和受伤手指有关的活动都会受到影响。

X 光片检查　可判断手指是否有骨折情况。

肿 胀　根据受伤程度的不同，可能会有肿胀现象。

其 他　指关节脱位的话，可能会发生指头变形，两块指骨之间角度异常。

诱因

● 外力过大，碰撞到手指，给手指造成强大的冲击力。如篮球的接球动作。

● 摔倒时手指着地，造成大的冲击力。

预防指导

● 拉伸腕屈肌、腕伸肌等。

● 强化腕屈肌、腕伸肌、指屈肌、指伸肌等的力量。

● 强化上肢肌肉力量，强化下肢、躯干和肩带肌肉的力量和提升其稳定性等。

● 提升平衡能力。

● 训练前充分热身，训练后充分放松。掌握正确的技术动作，修正错误的动作。经常锻炼上肢肌肉的力量，加强整个上肢及躯干肌肉的力量。提升平衡能力。加强教育，学习保护性姿势，摔倒时不要用手撑地。

处理指导

急性期

● 如果伤指有戒指，先取下戒指。

● 如果指尖弯曲，无法伸直，说明是伸指肌腱撕裂。可将受伤手指整理直，然后用夹板固定。

- 如果发生脱位，应该找医生使脱位手指复位。
- 如果拇指向不正常方位活动，说明拇指肌腱发生损伤，要用夹板固定。
- 如果远节指骨损伤且指甲变黑，有可能是甲基质断裂，需用手术治疗。
- 保护、抬高患肢。

非急性期

- 如果手指关节受伤，在几天内没有消肿，且活动受限，需要就医。
- 疼痛消退后，检查手指的功能，以及独立活动能力。
- 进行手指、手腕拉伸训练和关节活动度训练。
- 进行腕部力量训练。

康复中后期推荐训练计划

页码	动作名称	动作图片	训练频率	单次训练	要点提示
169	手指拉伸		3 次 / 天	10 次 ×1 组	手指伸展分开至最大限度
161	主动拉伸 – 动态屈伸手腕		3 次 / 天	10 次 ×1 组	腕关节交替屈伸至最大限度
192	主动拉伸 – 动态瑞士球手腕环转		3 次 / 天	10 次 ×1 组	腕关节交替顺逆时针环转至最大限度

重返篮球运动

- 用夹板固定 4~6 周后，手指无疼痛和肿胀，经医生检查确认后，在手指有保护措施的情况下（如用绷带将受伤手指与相邻正常手指捆绑在一起），可重返篮球运动。
- 如果手指通过手术用钢钉支撑，或者进行缝线，在钢钉取出之前，或缝线拆除之前，禁止重返篮球运动。

第6章

髋部和大腿损伤的预防与康复

- 髋部和大腿解剖学
- 髋部和大腿常见损伤

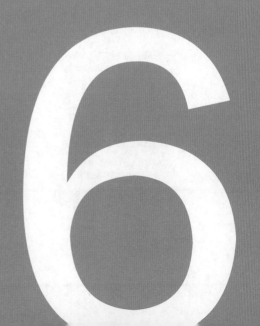

6.1 髋部和大腿解剖学

　　髋关节由股骨头和髋臼构成，主要运动为矢状面上的屈曲与伸展、冠状面上的内收与外展、水平面上的内旋与外旋。

肌肉

肌肉介绍

股直肌：见"3.1 膝部解剖学"中的相关内容。

缝匠肌：见"3.1 膝部解剖学"中的相关内容。

阔筋膜张肌：起于髂前上棘，止于髂胫束近端三分之一处，具有使髋关节屈曲、外展和内旋的功能。

大收肌*：起于耻骨支、坐骨支和坐骨结节，止于股骨粗线和内上髁收肌结节，具有使髋关节内收、外旋的作用。

长收肌：起于耻骨体前表面，止于股骨粗线中央三分之一处，具有使髋关节内收、外旋的功能。

股薄肌：见"3.1 膝部解剖学"中的相关内容。

耻骨肌：起于耻骨上支，止于股骨后表面的耻骨肌线，具有使髋关节内收、外旋和屈曲的功能。

髂腰肌*：包括腰大肌（起于第十二胸椎至第五腰椎横突和椎体外侧，止于股骨小转子）和髂肌（起于髂窝，止于股骨小转子），具有使髋关节屈曲和外旋、骨盆前倾和躯干屈曲的功能。

前面观

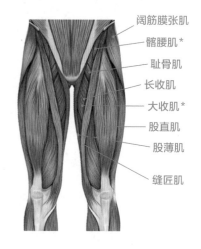

　阔筋膜张肌
　髂腰肌*
　耻骨肌
　长收肌
　大收肌*
　股直肌
　股薄肌
　缝匠肌

后面观

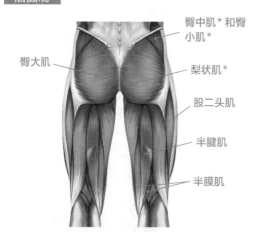

　臀中肌*和臀小肌*
臀大肌
　梨状肌*
　股二头肌
　半腱肌
　半膜肌

肌肉介绍

臀大肌：起于髂骨背面、骶骨、尾骨、骶结节韧带和腰背筋膜，止于髂胫束和股骨臀肌粗隆，具有使髋关节伸展和外旋、骨盆后倾、躯干伸展的功能。

半腱肌：见"3.1 膝部解剖学"中的相关内容。

半膜肌：见"3.1 膝部解剖学"中的相关内容。

股二头肌：见"3.1 膝部解剖学"中的相关内容。

臀中肌*：起于髂骨翼外面，止于股骨大转子，具有使髋关节外展的功能。

臀小肌*：起于髂骨翼外面，止于股骨大转子，位于臀中肌下方，具有使髋关节外展的功能。

梨状肌*：起于骶骨前面，止于股骨大转子尖端，具有使髋关节外展和外旋的功能。

骨骼和韧带

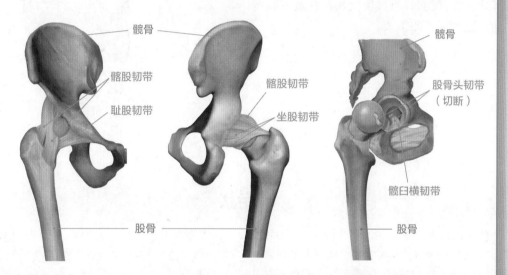

前面观　　　　　后面观　　　　　外侧面观

骨骼和韧带介绍

股骨：见"3.1 膝部解剖学"中的相关内容。

髋骨：由上方的髂骨和下方的坐骨、耻骨组成，幼年时三块骨之间通过软骨连接，成年后三块骨在髋臼处相互愈合。

髂股韧带：起于髂前下棘和髋臼边缘，止于转子间线，可稳定髋关节，防止髋关节过度伸展，因形似倒 Y 字，也被称为 Y 韧带。

坐股韧带：起于坐骨的髋臼后缘，止于轮匝带和股骨大转子根部，可稳定髋关节，防止髋关节过度内收和内旋。

耻股韧带：起于髂耻隆起、耻骨上支、闭孔膜等处，止于髋关节囊前下壁，可稳定髋关节，防止髋关节过度外旋和外展。

股骨头韧带：起于股骨头凹，止于髋臼窝，内有动脉经过，为股骨头提供血液，所以也被称为圆韧带。

髋臼横韧带：起于髋臼前下缘，止于髋臼后下缘，使髋臼呈凹陷的碗状。

6.2 髋部和大腿常见损伤

腘绳肌肌腱炎

腘绳肌肌腱炎，常发生于腘绳肌与坐骨结节连接处的近端。如果经常进行包含冲刺加速、往返跑以及跳跃的运动，如篮球运动，使腘绳肌过度使用，易造成腘绳肌肌腱的损伤和发炎。

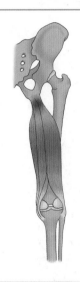

症状

疼痛　运动及运动后会有痛感，运动后痛感加剧；坐骨结节周围有痛感，并伴有僵硬。腘绳肌在拉伸和收缩时也有痛感。

功能影响　有伤一侧的腿比较虚弱，跑步时这种症状更明显。

诱因

● 高速冲刺时腘绳肌过度拉伸。

● 重复性的强力跳跃、踢腿、加速动作。这些动作使腘绳肌被过度使用，易患肌腱炎。

● 腹横肌、臀大肌力量较弱。此时会加重腘绳肌的负担，易患肌腱炎。

预防指导

● 拉伸腘绳肌、臀大肌、臀中肌、股四头肌等。

● 强化核心肌群力量，进行腘绳肌离心力量训练。

● 提升平衡能力、本体感觉、下肢神经肌肉控制能力。

处理指导

急性期

● 可在损伤后 48 小时内，根据 RICE 原则处理，稳住病情，使伤处更好地愈合。

● 进行抗炎治疗。

非急性期

● 按摩。按摩能促进人体的血液循环和新陈代谢，对损伤部位康复有益。

● 理疗，如冲击波、超声波治疗等。

● 无明显疼痛后可针对腘绳肌适当进行拉伸训练。

● 在后期炎症与疼痛消失后，可针对下肢和骨盆区域进行稳定性训练，以逐步恢复训练水平。

● 进行力量训练。训练顺序为肌肉的等长收缩训练、向心收缩训练、离心收缩训练。

康复中后期推荐训练计划

页码	动作名称	动作图片	训练频率	单次训练	要点提示
191	搭档 – 俯卧 – 腘绳肌被动练习		1 次 /2 ~ 3 天	10 次 ×3 组	拉伸侧屈膝 90 度
187	搭档 – 仰卧 – 腘绳肌拉伸		1 次 / 天	10 秒 ×2 组	无痛范围内练习。搭档需缓慢将对方腿抬高
182	搭档 – 坐姿 – 腘绳肌拉伸		2 次 / 天	30 秒 ×2 组	大腿后侧肌群有中等强度拉伸感而无疼痛的幅度即可，搭档只需轻推
180	坐姿 – 腿部后侧拉伸		1 ~ 2 次 / 天	30 秒 ×2 组	弯腰程度依个人耐受程度而定。弯腰幅度越大，大腿后侧拉伸感越强

重返篮球运动

● 炎症和疼痛消失后，大腿力量和活动范围恢复，经医生检查确认后，可重返篮球运动。

● 患侧髋关节活动度达到健侧的 100%。

● 患侧臀肌肌力恢复到与健侧基本相同（相差不超过 10%）。

● 可以无痛行走。

● 可以无痛加速跑。　　● 可以无痛双腿起跳和无痛单脚跳。

腘绳肌拉伤

腘绳肌拉伤，是指腘绳肌中的一条或几条肌肉，被过度拉伸而发生损伤。在冲刺和加速过程较多的篮球运动中，腘绳肌承受较大的负荷，易发生拉伤。

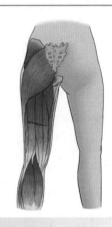

症状

疼痛 根据损伤程度，疼痛有轻度痛感、中度痛感以及剧痛。Ⅲ级拉伤（程度最严重）时，疼痛会一直持续。

声音 拉伤时，或许能听到声音。

超声检查 必要时可以将超声检查作为辅助诊断的方法。

肿胀 Ⅰ级拉伤可能伴有轻微肿胀，Ⅱ级拉伤或出现明显肿胀，Ⅲ级拉伤有明显肿胀。拉伤严重时还会出现大面积瘀青。

磁共振成像检查 拉伤严重时，可用磁共振成像检查判断具体的情况。

功能影响 Ⅰ级拉伤时，行走有不适感，大腿后侧肌肉在收缩和拉伸时，会出现痉挛或紧张状况。Ⅱ级拉伤时，行走困难，有跛行；膝部无法伸直；大腿后侧肌肉在收缩和拉伸时，会出现明显痛感。Ⅲ级拉伤时，走路需要有辅助工具，如拐杖等。

诱因

● 热身不充分。缺乏足够的热身，肌肉的弹性和延展性都比较有限，容易在运动中拉伤。

● 高速冲刺时腘绳肌过度拉伸。

● 腹横肌、臀大肌力量较弱时，加重腘绳肌的负担。

预防指导

● 拉伸腘绳肌、臀大肌、臀中肌、股四头肌等。

● 强化核心肌群力量，进行腘绳肌离心力量训练。

● 提升平衡能力、本体感觉、下肢神经肌肉控制能力。

● 运动前热身，运动后充分拉伸。

处理指导

急性期

- 可在损伤后 48 小时内，根据 PRICE 原则处理，稳住病情，使伤处更好地愈合。
- 进行抗炎治疗。
- 如果肌肉完全撕裂、卷起，需要尽快就医。

非急性期

- 按摩。按摩能促进人体的血液循环和新陈代谢，对损伤部位的康复有益。
- 理疗，如微波、超声波治疗等。
- 无明显疼痛后可针对腘绳肌适当进行拉伸训练。
- 在后期炎症与疼痛消失后，可针对下肢和骨盆区域进行稳定性训练，以逐步恢复训练水平。
- 进行力量训练。训练顺序为肌肉的等长收缩训练、向心收缩训练、离心收缩训练。
- 如果拉伤较严重，如Ⅲ级拉伤，有必要进行手术治疗。

康复中后期推荐训练计划

页码	动作名称	动作图片	训练频率	单次训练	要点提示
191	搭档 - 俯卧 - 腘绳肌被动练习		1 次 /2 ~ 3 天	10 次 ×3 组	拉伸侧屈膝 90 度
187	搭档 - 仰卧 - 腘绳肌拉伸		1 次 / 天	10 秒 ×2 组	无痛范围内练习。搭档需缓慢将对方腿抬高
182	搭档 - 坐姿 - 腘绳肌拉伸		2 次 / 天	30 秒 ×2 组	大腿后侧肌群有中等强度拉伸感而无疼痛的幅度即可，搭档只需轻推
180	坐姿 - 腿部后侧拉伸		1 ~ 2 次 / 天	30 秒 ×2 组	弯腰程度依个人耐受程度而定。弯腰幅度越大，大腿后侧拉伸感越强

重返篮球运动

- 髋关节和膝关节活动范围恢复，腘绳肌功能恢复且力量良好，经医生检查确认后，方可重返篮球运动。
- 即使重返篮球运动，也要注意保护大腿，最好使用有弹性的绷带。
- 经常拉伸腘绳肌。

股四头肌挫伤

股四头肌挫伤，是外力碰撞到大腿前侧，导致皮肤、肌肉、骨头等位置发生的损伤，是钝性创伤。股四头肌挫伤，肌肉内部或肌肉间均可能发生出血现象；常发生于接触大腿较多的运动，如篮球、橄榄球、足球等运动。

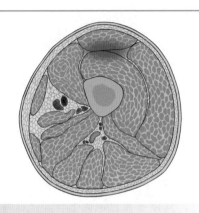

症状

疼 痛 大腿前侧有触痛或痛感。轻度挫伤时，有微微压痛；中度挫伤时，大腿压痛面积较大；重度挫伤时，股四头肌收缩时有痛感或剧痛。

其 他 皮肤瘀青，会由红色开始，变为黑色、青紫色等。

关节活动度 轻度挫伤，膝关节屈曲角度在90度以上；中度挫伤，膝关节屈曲角度在45度~90度；重度挫伤，膝关节屈曲角度在45度以内。膝关节活动度受不同程度挫伤的影响。

诱因

● 发生碰撞时，股四头肌与股骨发生挤压，导致肌肉挫伤。

预防指导

● 拉伸股四头肌。

● 强化股四头肌、腘绳肌力量。

● 运动中避免碰撞。佩戴护膝，运动前充分热身。

处理指导

急性期

● 可在损伤后48小时内，根据RICE原则处理，稳住病情，使伤处更好地愈合。

● 进行抗炎治疗。

● 较轻的挫伤，可用绷带缠绕大腿48小时，每天分几次去除绷带，使肌肉冷却20分钟。

● 保持膝关节屈曲角度大于120度。

非急性期

● 按摩。按摩能促进人体的血液循环和新陈代谢，对损伤部位康复有益。

● 对损伤部位进行冰敷或电刺激，或在感受不到疼痛的前提下，进行股四头肌的被动拉伸。股四头肌的无痛被动拉伸可频繁进行。

● 理疗，如微波、超声波治疗等。

● 使用拐杖。

● 炎症消退后，可进行力量训练：从邻近关节周围肌肉（例如臀肌）开始训练，逐渐向下过渡至股四头肌。

● 如果挫伤较严重，如深层封闭性出血，有必要进行手术穿刺治疗。

● 进阶力量训练。恢复的末期可进行此类训练，如 30 厘米高的跳箱训练。

康复中后期推荐训练计划

页码	动作名称	动作图片	训练频率	单次训练	要点提示
153	泡沫轴 - 股四头肌放松		2 次 / 天	10 次（10 个来回，每个来回约6秒）×1 组	使泡沫轴在膝关节至大腿根之间来回滚动。注意控制滚动力度
188	跪姿 - 股四头肌拉伸		2 次 / 天	20 秒 ×2 组	拉伸至大腿前侧肌群有中等程度拉伸感
172	蚌式 - 开合		1 次 / 天	10 次 ×3 组	上方膝关节抬离下方膝关节至最大限度（一般来说，超过 10 厘米即可）

重返篮球运动

● 身体恢复至全范围活动，受伤腿力量恢复至与健康腿一样水平，经医生确认后，即可重返篮球体育运动。

● 正常情况下，轻度、中度挫伤，1 周后可重返篮球运动。如果挫伤未能得到及时治疗，通常在 4 周后可重返篮球运动。

● 即使重返篮球运动，最好有防护措施，如大腿佩戴防护垫。

股四头肌拉伤

股四头肌拉伤，是指股四头肌中的一条或几条肌肉，因强大的外力而发生损伤。其中股直肌比较容易拉伤，拉伤的位置也多在接近膝部的肌肉与肌腱相结合的地方。在反复冲刺、跳跃和踢的动作较多的运动中，如篮球、橄榄球、足球和田径等运动，易发生股四头肌拉伤。

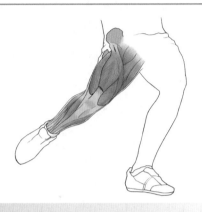

症状

疼 痛　根据损伤程度，疼痛有轻度痛感、中度痛感以及剧痛。躺下或直立状态下（髋关节伸展开），屈膝时痛感加剧。

肿 胀　Ⅱ级拉伤或出现明显肿胀，且伴有瘀青；Ⅲ级拉伤会迅速出现肿胀，可以看到受伤处肌肉变形，24 小时后会有瘀青。

磁共振成像检查　拉伤严重时，可用磁共振成像检查判断具体的情况。

功能影响　Ⅰ级拉伤时，行走有不适感，拉伤肌肉会出现痉挛；Ⅱ级拉伤时，行走或上、下楼梯都有困难，不能进行训练，膝部无法伸直；Ⅲ级拉伤时，无法行走。

诱因

● 进行大力度的跳跃或冲刺等动作。

● 股四头肌过度拉伸或收缩。

预防指导

● 拉伸股四头肌。

● 强化股四头肌离心力量。

● 优化跳深动作。

● 佩戴护膝，运动前充分热身。

处理指导

急性期

● 可在损伤后 48 小时内，根据 RICE 原则处理，稳住病情，使伤处更好地愈合。

● 进行抗炎治疗。

● 损伤后 72 小时内，避免进行给肌肉带来压力的活动。

非急性期

- 进行促进愈合的理疗，如超声波治疗、热治疗、激光治疗等。
- 按摩。按摩能促进人体的血液循环和新陈代谢，对损伤部位的康复有益。
- 在后期炎症与疼痛消失后，可针对下肢和骨盆区域进行稳定性训练，以逐步恢复训练水平。
- 炎症消失后，可以采用专业的胶带缠绕伤处，加快伤处愈合，以早日返回运动场。
- 针灸治疗。用针灸可以消肿、减少疼痛，并且扩大伤处活动范围。针灸可贯穿整个康复过程。
- 从俯卧位开始进行低强度主动拉伸训练。
- 进行股四头肌力量训练。训练顺序为肌肉的等长收缩训练、向心收缩训练、离心收缩训练。可进行膝关节90度屈曲训练。注意在早期恢复阶段，不能进行直腿抬高训练，避免给股直肌造成压力。
- 恢复的末期可进行进阶的力量训练，如跳箱（约30厘米高）训练。

康复中后期推荐训练计划

页码	动作名称	动作图片	训练频率	单次训练	要点提示
153	泡沫轴－股四头肌放松		2 次 / 天	10 次（10 个来回，每个来回约6秒）×1 组	使泡沫轴在膝关节至大腿根之间来回滚动。注意控制滚动力度
188	跪姿－股四头肌拉伸		2 次 / 天	20 秒 ×2 组	拉伸至大腿前侧肌群有中等程度拉伸感
172	蚌式－开合		1 次 / 天	10 次 ×3 组	上方膝关节抬离下方膝关节至最大限度（一般来说，超过 10 厘米即可）

重返篮球运动

- 炎症和疼痛消退后，身体恢复至全范围活动，等速测试时，受伤腿力量恢复至健康腿 90% 的水平，经医生确认后，即可重返篮球运动。
- 如果在赛季中进行比赛，需要用带有防护垫的压缩护腿。
- 经常拉伸股四头肌。

髋关节撞击综合征

髋关节撞击综合征，即髋臼股骨撞击综合征。髋关节是由股骨头与髋臼构成的，股骨头坐落于髋臼中，若股骨头与髋臼发生异常的接触或碰撞，长此以往就会对髋关节周围组织造成损伤，这种损伤常发生于篮球、足球和体操等对下肢运用比较频繁的运动当中。髋关节撞击综合征主要表现为腹股沟区的疼痛。

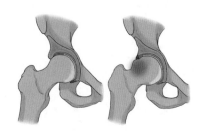

症状

疼 痛 主要表现为腹股沟区的疼痛，在进行下蹲、弯腰等屈髋动作时疼痛加重。

功能影响 髋关节活动受限，特别是进行髋关节的屈曲、内收和内旋动作时。

X光片检查 可显示股骨头颈结合处存在异常突起或髋臼前方部分覆盖过多或两者都有。

体 检 撞击试验或4字试验呈阳性。

诱因

● 运动过度。股骨头反复撞击髋臼可能造成损伤。

● 髋臼周围骨质增生。这样会引起钳形撞击。

● 激烈运动时损伤了髋关节韧带。这会造成髋关节松弛，股骨头与髋臼之间出现一定松动，经过长时间的撞击后引起损伤。

预防指导

● 拉伸股四头肌、腘绳肌。

● 强化股四头肌、腘绳肌和核心肌群的力量。

● 避免长时间进行髋关节屈曲、内收和内旋的动作。

● 运动前注意热身。

处理指导

急性期

- 增加休息时间，减少髋关节活动。
- 使用非甾体抗炎药或止痛药。
- 避免诱发疼痛的姿势。

非急性期

- 进行理疗，如微波治疗。
- 进行康复训练，如髋关节拉伸训练、髋关节周围肌肉力量训练、核心力量训练、髋关节活动度训练、手法治疗以及日常生活管理。
- 服用非甾体抗炎药以及止痛药。
- 保守治疗无好转者，应尽快进行手术治疗。

康复中后期推荐训练计划

页码	动作名称	动作图片	训练频率	单次训练	要点提示
188	跪姿 – 股四头肌拉伸		2 次 / 天	20 秒 × 2 组	拉伸至大腿前侧肌群有中等程度拉伸感
172	蚌式 – 开合		1 次 / 天	10 次 × 3 组	上方膝关节抬离下方膝关节至最大限度（一般来说，超过 10 厘米即可）
175	侧抬腿		1 次 / 天	10 次 × 3 组	上方腿上抬至最大限度（一般来说，超过 20 厘米即可）

重返篮球运动

- 疼痛完全消失。
- 髋关节活动范围恢复正常。
- 进行等速肌力测试，患侧下肢肌力恢复到与健侧下肢相同水平。
- 单腿跳、下蹲、蛙跳等动作可以轻松完成。

髋关节盂唇撕裂

　　髋关节盂唇是骨质髋臼的软骨延伸，增加了髋关节的深度并提升了稳定性。盂唇上分布有痛觉和位置觉感受器，因此一旦盂唇受伤，髋关节就会产生疼痛和感受到不稳定。盂唇撕裂常常是反复应力损伤导致的。

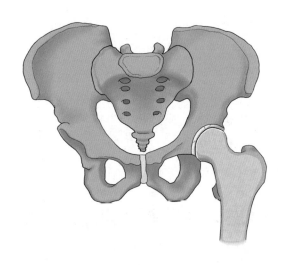

症状

疼痛	可能导致髋关节外侧、髋关节前侧、腹股沟内侧甚至是臀部疼痛，取决于损伤的具体部位。

功能影响	主要是髋关节活动范围受限，根据损伤位置的不同，可能出现髋关节前屈、后伸、外展、外旋等各方向的活动受限的情况。

诱因

● 反复应力挤压髋关节盂唇。这种损伤与活动有关，也与髋关节的先天发育有关，髋关节骨性发育的异常会让盂唇容易受损。

预防指导

● 拉伸髂腰肌，保持肌肉柔韧性。

● 加强髋关节外展、外旋肌肉力量的训练，包括对臀大肌、臀中肌、阔筋膜张肌进行训练。

● 避免久坐或长期屈髋的动作。

● 训练核心稳定性。

● 运动前充分热身。

处理指导

● 调整生活运动方式，应避免会使疼痛加重的动作。

● 服用非甾体抗炎药。

● 髋部疼痛持续不缓解，怀疑是髋关节盂唇损伤，应尽早就医，医生可能会进行体格检查、X 光片检查，磁共振成像检查等。髋关节激素和局部麻醉药注射治疗，可以短期内缓解症状，是确定髋关节盂唇损伤的方式。

● 多数盂唇撕裂需要手术治疗。少数患者可以在医生或康复师的指导下尝试康复锻炼治疗。

● 进行康复训练，如髋关节拉伸训练、髋关节周围肌肉力量训练、核心力量训练、髋关节活动度训练、手法治疗以及日常生活管理。

康复中后期推荐训练计划

页码	动作名称	动作图片	训练频率	单次训练	要点提示
188	跪姿 – 股四头肌拉伸		2 次 / 天	20 秒 ×2 组	拉伸至大腿前侧肌群有中等程度拉伸感
172	蚌式 – 开合		1 次 / 天	10 次 ×3 组	上方膝关节抬离下方膝关节至最大限度（一般来说，超过 10 厘米即可）
175	侧抬腿		1 次 / 天	10 次 ×3 组	上方腿上抬至最大限度（一般来说，超过垫面 20 厘米即可）

重返篮球运动

● 非手术治疗的患者在经过康复治疗，症状减轻后可逐步重返篮球运动。手术治疗后需要约 6 个月的时间重返篮球运动。

臀肌拉伤

臀肌拉伤通常发生在运动延长阶段肌肉收缩的时候，例如在跑步的过程中突然加速。

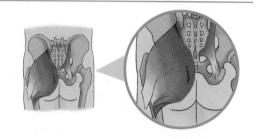

症状

肿胀　损伤部位肿胀。

其他　若合并神经损伤，损伤区域会麻木。

磁共振成像检查　非必要诊断方法，可用于诊断臀部肌肉组织损伤。

疼痛　臀肌有一阵锐痛或者被拉动的感觉。如果是较严重的拉伤，在跑步时或者跑步后，会感觉到疼痛。

功能影响　髋伸肌力量减弱；走路步幅减小；髋关节活动度缩小；无法跑步、跳跃和爬楼梯等，影响日常活动。

诱因

- 跑动的过程中突然加速。
- 深蹲练习时一下子加太多重量或下落过程过快。
- 跑步距离一下子加得过多，臀肌使用过度。
- 发力技术错误。
- 臀肌力量薄弱。
- 热身不充分。
- 过度拉伸。

预防指导

- 拉伸髋关节、骨盆附近的肌肉，如髂腰肌、竖脊肌、腘绳肌、臀大肌等。
- 强化腰腹部肌肉、臀大肌等骨盆附近肌肉的力量。
- 提升臀肌的耐力和离心收缩能力。
- 优化髋关节屈、伸和旋转的发力模式，避免臀肌受到过度牵拉。
- 运动前进行充分热身；运动中，集中注意力，减小受伤概率；运动后及时拉伸放松，也可以由治疗师帮助进行各种放松活动。
- 日常生活中避免久坐，每坐 1 个小时站起来活动 5 分钟。
- 时常进行髋关节、骨盆、腰椎、胸椎等的活动度练习。

处理指导

急性期

- 在受伤后的前两天每天冰敷疼痛区域 4~6 次，每次 15 分钟。
- 试着吃一些消炎药，来减轻疼痛和炎症。
- 拄拐行走，减少臀肌的使用。
- 适当制动休息，抬高患侧下肢。
- 早期在无痛范围内进行关节活动度练习。

非急性期

- 只要疼痛没有影响到功能，可以继续运动。当疼痛已经影响到功能的时候，建议换成其他不会产生疼痛的有氧运动。
- 如果疼痛很严重或者过了大概 6 周还是没有恢复，需要就医。
- 当肌肉组织修复之后，进行适度的拉伸练习及早期肌肉等长收缩练习。
- 当等长收缩练习变得容易之后，逐步开始进行肌肉的离心负荷练习和向心收缩练习。
- 进行髋关节的全范围活动度练习。
- 重返篮球运动前需要进行测试，并进行相应的专项练习。

康复中后期推荐训练计划

页码	动作名称	动作图片	训练频率	单次训练	要点提示
174	动态拉伸 – 臀部		2 次 / 天	20 次 ×1 组（抱住双腿后保持 2~3 秒）	站立腿膝、髋完全伸展，牵拉腿屈膝，借助双手抱合力量使膝关节尽量靠近腹部
173	臀部拉伸		1~2次/天	20 秒 ×2 组	后方腿完全伸展，前方腿类似盘腿动作，如前腿侧臀部无法接触到地面可采用跪姿练习
168	死虫动作		1 次 / 天	10 次 ×2 组	双腿抬离地面的高度可根据个人能力自行调节

重返篮球运动

- 患侧髋关节活动度达到健侧的 100%。
- 患侧臀肌力量恢复到与健侧相同。
- 可以无痛行走。
- 可以无痛加速跑。
- 可以无痛双腿起跳和无痛单脚跳。

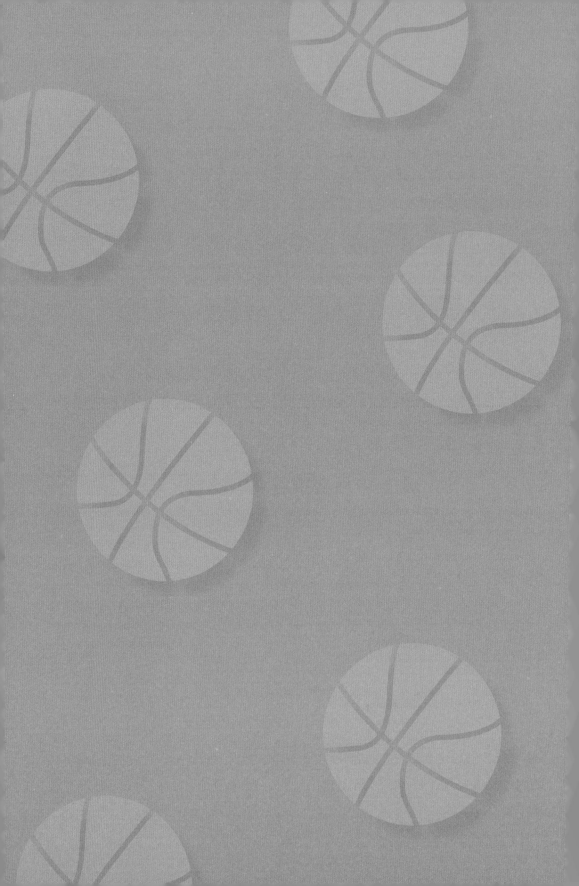

第**7**章

肩部损伤的
预防与康复

- ■ 肩部解剖学
- ■ 肩部常见损伤

7

7.1 肩部解剖学

肌肉

> **肌肉介绍**
>
> 胸大肌：起于锁骨内侧、胸骨体和胸骨柄前面、第一至第六肋软骨及腹直肌鞘，止于肱骨大结节嵴，有使肩关节屈曲、内收和内旋，以及肩胛骨下降的功能。
>
> 胸小肌*：起于第三至第五肋骨前面，止于肩胛骨喙突，有使肩胛骨下降、下回旋和前伸的功能。
>
> 三角肌：分为前束、中束和后束，其中前束起于锁骨外侧，中束起于肩峰，后束起于肩胛冈，三者均止于肱骨三角肌粗隆，有使肩关节屈曲、伸展、外展、内旋和外旋的功能。
>
> 前锯肌：起于第一至第九肋骨的外侧面，止于肩胛骨内侧缘和下角，有稳定肩胛骨和使肩胛骨前伸、上回旋的功能。
>
> 肱二头肌：分为长、短两头，其中长头起于肩胛骨盂上结节、短头起于肩胛骨喙突，共同止于桡骨粗隆，有使肩关节屈曲、肘关节屈曲和前臂外旋的功能。

前面观

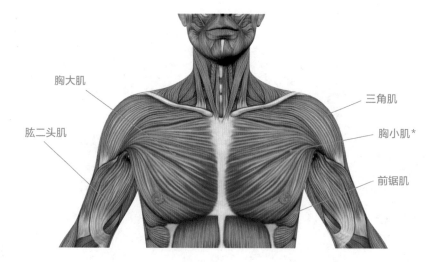

胸大肌

肱二头肌

三角肌

胸小肌*

前锯肌

肌肉介绍

肩胛提肌 *：起于第一至第四颈椎横突，止于肩胛骨上角和内侧缘上部，有使肩胛骨上提和下回旋的功能。

背阔肌：起于第七到第十二胸椎和全部腰椎的棘突、骶正中嵴、髂嵴后三分之一和下位肋骨，止于肱骨小结节嵴，有使肩关节内收、伸展、内旋和肩胛骨下降的功能。

斜方肌：起于枕骨上项线内三分之一、枕外隆凸、项韧带、第七颈椎棘突、所有胸椎的棘突和棘上韧带，止于锁骨外三分之一后缘、肩峰内侧、肩胛冈上缘，有使肩胛骨上提、下降、上回旋和后缩的功能。

菱形肌 *：起于第六至第七颈椎和第一至第四胸椎棘突，止于肩胛骨内侧缘，有使肩胛骨后缩、上提和下回旋的功能。

冈上肌 *：起于冈上窝，止于肱骨大结节上部，有稳定盂肱关节和使肩关节外展的功能。

冈下肌：起于冈下窝，止于肱骨大结节中部，有稳定盂肱关节和使肩关节外旋的功能。

小圆肌：起于肩胛骨外侧缘后面，止于肱骨大结节下部，有稳定盂肱关节和使肩关节外旋、内收的功能。

肱三头肌长头：起于肩胛骨盂下结节，止于尺骨鹰嘴，有使肩关节伸展和肘关节伸展的功能。

大圆肌：起于肩胛骨下角背面，止于肱骨小结节嵴，有使肩关节内收、伸展和内旋的功能。

后面观

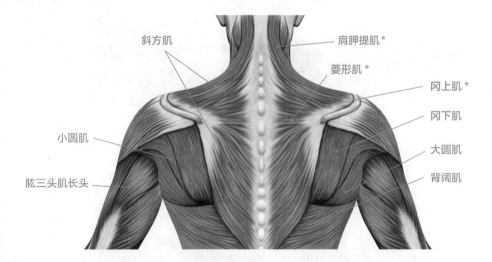

骨骼和韧带

骨骼介绍

锁骨：位于胸部上方的颈部两侧，从正面看是基本呈水平方向的细长骨，从上面看是略呈S形曲线的扁平骨；内侧与胸骨柄构成胸锁关节，外侧与肩峰构成肩锁关节。

肩胛骨：位于胸部后侧（第二至第七肋骨之间），从背面看是呈三角形的扁骨；肩峰与锁骨外侧构成肩锁关节，关节盂与肱骨头构成盂肱关节。

胸骨：位于前胸中点，由胸骨柄、胸骨体和剑突构成；胸骨柄与锁骨内侧构成胸锁关节，胸骨体与第二至第七对肋软骨相连。

肱骨：位于上臂，上端的肱骨头与肩胛骨的关节盂构成盂肱关节，下端与尺骨、桡骨的上端构成肘关节。

骨骼

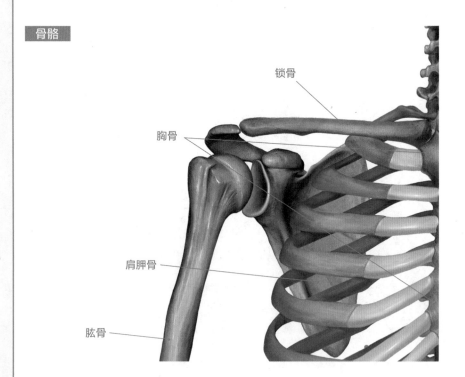

锁骨

胸骨

肩胛骨

肱骨

韧带介绍
喙肩韧带：连接喙突与肩峰，可加固肩关节，防止肱骨头上移。
喙肱韧带：连接喙突与肱骨大结节，可加固肩关节上部，防止过度外旋、屈曲和伸展，防止肱骨头上移。
肱横韧带：横架于结节间沟上方，连接肱骨大结节与小结节，并与结节间沟围成管状结构（肱二头肌长头腱从中穿过并受到约束）。
喙锁韧带：连接喙突与锁骨，分为前外侧的斜方韧带和后内侧的锥状韧带两部分，可稳定肩锁关节，防止脱位。
肩胛上横韧带：横架于肩胛切迹上方，连接肩胛骨背侧面上缘和喙突基底部，可分开肩胛上动脉和肩胛上神经。
盂肱韧带：位于关节囊前壁的深层，从关节盂的前上部，斜向外下方延伸至肱骨小结节，分为上、中、下三束，可加固肩关节前部。
胸锁前、后韧带：连接锁骨的胸骨端与胸骨柄，可稳定胸锁关节；胸锁后韧带较胸锁前韧带更为发达。
肋锁韧带：连接第一肋软骨与锁骨，可防止除下降外的锁骨极限运动，是胸锁关节周围最强壮的韧带。
肩锁韧带：连接肩峰与锁骨，可稳定肩锁关节，防止脱位。
锁间韧带：连接左右两侧锁骨的胸骨端。

韧带

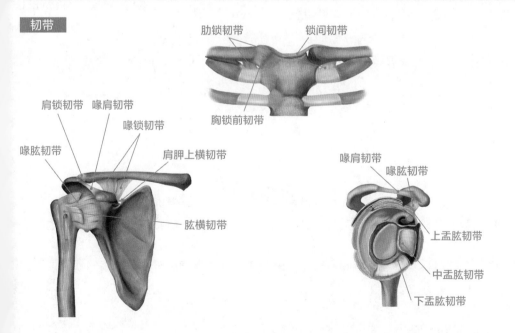

肋锁韧带　　锁间韧带

肩锁韧带　喙肩韧带

喙锁韧带

胸锁前韧带

喙肱韧带

肩胛上横韧带

喙肩韧带

喙肱韧带

肱横韧带

上盂肱韧带

中盂肱韧带

下盂肱韧带

7.2 肩部常见损伤

肩关节脱位

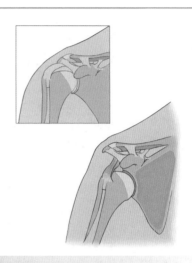

　　肩关节脱位，是指手臂在展开或高抬情况下受到撞击时，身体还处于持续前进中，而手臂却被迫停止，在肩关节部位形成大的冲击力，从而造成肱骨头脱出肩胛盂的现象。在手臂投掷动作或过顶动作较多的运动中，如篮球运动，容易出现此类损伤。间接暴力，如跌倒时上肢外展、外旋着地，外力沿肱骨纵轴向上，肱骨头自肩胛下肌和大圆肌之间薄弱部撕脱关节囊，向前下脱出，形成前脱位。肩关节受到由前向后的暴力作用，肩关节内收、内旋位跌倒时手部着地引起后脱位，较少见。

症状

疼痛　脱位发生时，肩部会迅速产生痛感。

外观　肩部会有肩峰突出、下方皮肤凹陷的畸形，也就是典型的方肩畸形。

超声检查或磁共振成像检查　可用于确定有无臂丛神经损伤或腋动脉损伤，若患侧上肢无动脉搏动应特别关注。

X 光片检查　可用于确认肩关节脱位。由于肩关节脱位时，会有 1/3 概率出现骨折现象，所以需要用 X 光片检查确认。

诱因

● 赛场高速运动，发生碰撞摔倒。

● 手臂伸展或高抬时，肩部被外力碰撞。

● 间接暴力，如跌倒时上肢外展、外旋，手掌或肘部着地。

预防指导

● 拉伸胸大肌和胸小肌等肩关节前部肌肉，防止制动及疼痛受限导致关节活动范围缩小。

● 强化肩袖肌群以及三角肌和上臂肌群肌力训练，加强肩胛骨周围肌肉的稳定性和控制性训练。

● 提高肩关节灵活性和稳定性，提高肩锁关节和胸锁关节的稳定性。

● 优化上肢用力模式，上肢动作产生前优先激活核心控制，避免颈部肌肉活动代偿上肢用力。学习对抗类运动项目的摔倒技巧，防止上肢强力撑地导致的上肢损伤。

● 如果运动装备中配备有护肩，应穿戴适合自己的护肩。

处理指导

急性期

● 肩关节复位。需由有经验的医生进行复位。最好有镇痛和镇静措施，可以使手臂稍稍松弛。

● 如果无法进行现场复位，可将患者手臂和肩部固定，用 X 光片检查诊断后，再进行复位。

● 如果脱位手臂无脉搏，需尽快到医院急诊治疗。

非急性期

● 肩关节复位后，手臂和肩部需固定 3~4 周，以促进关节囊愈合。如果患者年龄较大，如 40 岁以上，为防止长时间固定而出现粘连性关节囊炎或关节僵硬，则固定时间缩短为 1~2 周。

● 让关节适当活动，提升其灵活性，恢复其活动范围。

● 力量训练。加强肩关节周围肌肉（尤其是肩袖肌群）的力量训练；加强脊柱周围可辅助肩关节活动的肌肉的力量训练（如反向卷腹、仰卧起坐和躯干的扭转动作等动作）。

● 如果存在手术指征，则需要进行手术治疗。

康复中后期推荐训练计划

页码	动作名称	动作图片	训练频率	单次训练	要点提示
178	站姿 – 肩部激活		1 次 / 天	10 次 ×2 组	无痛范围内进行。如损伤尚处于急性期，则两侧上臂抬高后与身体间的夹角小于 45 度
155	瑞士球 – 跪姿 – 背阔肌拉伸		1 次 / 天	30 秒 ×2 组	无痛范围内进行。如损伤尚处于急性期，则球不要距离身体太远（在额头前方即可）且上身不要压得太低（与地面平行或略高于平行）
179	肩部画圈		2 次 / 天	20 次 ×3 组	无痛范围内进行

重返篮球运动

● 肩部肌肉完全无痛，肩部力量恢复，可进行全范围活动。

● 即使重返篮球运动，也要穿戴护肩、打肌贴等，防止肩关节再次脱位。

肩关节盂唇撕裂

肩关节盂唇是肩关节窝周围凸起的软骨盘，起着维持肩关节稳定性的作用。肩关节盂唇撕裂，是指在肩关节脱位和半脱位时，盂唇伴随发生撕裂的现象。在肩部和手臂发生牵引性的伤害时，也有可能发生盂唇撕裂。

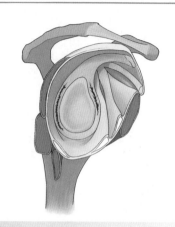

症状

疼痛　肩膀较深部位会有痛感，且痛感边界模糊。有跳动性钝痛或卡顿痛。手臂过肩时痛感加剧。

关节活动度　肩关节活动受限。

特殊检查　肩恐惧试验，Clunk 试验，Gagey 试验。

肿胀　损伤部位肿胀。

其他　受伤一侧上肢无力，有皮肤被抓起来的感觉。

磁共振成像检查　可用于判断是否确诊。

诱因

● 肩关节脱位。肱骨头完全滑出关节盂唇时，易造成盂唇撕裂。

● 肩部受到外力牵拉伤害。

● 手臂过肩动作过多。

● 上交叉综合征。

● 肱二头肌损伤。

● 撞击跌倒等急性损伤。

预防指导

● 拉伸肱二头肌、肱三头肌，拉伸胸大肌和胸小肌等肩关节前部肌肉，防止制动及疼痛受限导致关节活动范围缩小。

● 强化肩袖肌群以及三角肌和上臂肌群肌力训练，加强肩胛骨周围肌肉的稳定性和控制性训练。

● 提升肩关节灵活性和稳定性，提升肩锁关节和胸锁关节的稳定性。

● 优化上肢用力模式，上肢动作产生前优先激活核心控制，避免颈部肌肉活动代偿上肢用力。

● 如果运动装备中配备有护肩，应穿戴适合自己的护肩。

处理指导

急性期

● 在损伤后 24 小时内，根据 PRICE 原则，做出正确、及时的处理。

● 进行抗炎治疗。

● 如果有肩关节脱位或半脱位，需要进行肩关节复位，以及肩部固定。

非急性期

● 如果保守治疗效果不佳，需要考虑手术治疗，修复撕裂的盂唇及关节囊。

● 如果有肩关节脱位，肩关节复位后，手臂和肩部需固定 3~4 周，以促进组织愈合。如果患者年龄较大，如 40 岁以上，为防止长时间固定而出现粘连性关节囊炎或关节僵硬，则固定时间缩短为 1~2 周。

● 让关节适当活动，提升其灵活性，恢复其活动范围。

● 力量训练。加强肩关节周围肌肉（尤其是肩袖肌群）的力量训练；加强脊柱周围可辅助肩关节活动的肌肉的力量训练（如反向卷腹、仰卧起坐和躯干的扭转动作等动作）。

康复中后期推荐训练计划

页码	动作名称	动作图片	训练频率	单次训练	要点提示
178	站姿 – 肩部激活		1 次 / 天	10 次 ×2 组	无痛范围内进行。如损伤尚处于急性期，则两侧上臂抬高后与身体间的夹角小于 45 度
155	瑞士球 – 跪姿 – 背阔肌拉伸		1 次 / 天	30 秒 ×2 组	无痛范围内进行。如损伤尚处于急性期，则球不要距离身体太远（在额头前方即可）且上身不要压得太低（与地面平行或略高于平行）
179	肩部画圈		2 次 / 天	20 次 ×3 组	无痛范围内进行

重返篮球运动

● 如果肩部肌肉完全无痛，肩部力量恢复，可进行全范围活动。

● 即使重返篮球运动，也要采取避免肩部发生疼痛和损伤的运动方式。如损伤是因为手臂过顶动作太多，可尽量避免手臂过顶动作。

肩袖损伤

　　肩袖是肩部包裹在肱骨头周围的肌腱复合体，也称旋转袖。在篮球等手臂过顶动作较多的运动中，易发生肩袖损伤。在肩部受到直接的撞击情况下，如摔倒时肩部着地，或肩部被巨大外力打击，容易发生肩袖撕裂的现象。肩袖撕裂易发生在肩袖接近肱骨附着点处。

　　由于上肢过顶项目运动范围较大，对肌肉进行反复超常范围牵引会造成慢性损伤。过分伸展肩关节附近的肌腱，反复完成超常范围的运动，从而使肌腱与骨及韧带不断摩擦，或肌肉反复牵拉，使肌腱、滑囊发生微细损伤或劳损，会导致肩袖损伤。

　　急性创伤，如当跌倒时手外展着地，或手持重物肩关节突然外展上举，会引起肩袖损伤，这种损伤多为冈上肌腱损伤或断裂。

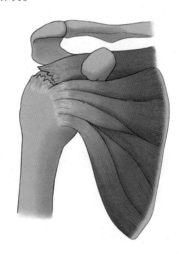

症状

疼 痛　肩部前面或侧面有痛感。手臂在伸展或过顶时，痛感加剧。疼痛包括撕裂样疼痛，肩外展痛、外旋痛、抗阻痛、局部压痛。临床特征是肩关节外展 60~120 度疼痛弧试验阳性。

功能影响　如果发生肩袖撕裂，可能有肩部无力症状，甚至受损手臂无法侧举。

X 光片检查　晚期可见肱骨大结节有骨质硬化、囊性变或肌腱钙化，伸直肱骨头上移等。

关节活动度　关节活动度受限。

磁共振成像检查或增强检查　可用于明确肌腱损伤程度，关节镜检查为金标准，肌骨超声检查可有动态成像且方便进行双侧对比。

诱因

- 手臂过顶动作多，造成肩袖微创。
- 肩部肌肉僵硬，且力量较弱。
- 强大外力导致肩袖受伤。
- 因年龄的增加，肩袖功能退化。
- 缺乏营养。肩袖血液循环受阻，造成营养不良，或发生慢性退化。
- 复合性肩袖肌腱炎或滑囊炎病史。如果发生肩袖撕裂，有可能患有复发性肩袖肌腱炎，或有过滑囊炎病史。
- 上交叉综合征。
- 肩关节缺乏稳定性。

预防指导

- 拉伸胸大肌和胸小肌等肩关节前部肌肉，防止制动及疼痛受限导致关节活动范围缩小。
- 强化肩袖肌群以及三角肌和上臂肌群肌力训练，加强肩胛骨周围肌肉的稳定性和控制性训练。
- 提升肩关节灵活性和稳定性，提升肩锁关节和胸锁关节的稳定性。
- 优化上肢用力模式，上肢动作产生前优先激活核心控制，避免颈部肌肉活动代偿上肢用力。
- 如果运动装备中配备有护肩，应穿戴适合自己的护肩。

处理指导

急性期

- 立刻休息。
- 伤侧手臂尽量避免过肩动作。
- 进行抗炎治疗。
- 如果撕裂程度较大，需进行手术治疗。

非急性期

- 如果保守治疗后效果不佳，有必要进行关节镜手术，修复肩袖。

● 肩部没有痛感后，可适当活动肩部，使肩部逐渐恢复活动范围。

● 矫正训练。针对上身肌肉的平衡性，进行矫正训练。

● 力量训练。加强肩关节周围肌肉（尤其是肩袖肌群）的力量训练；加强脊柱周围可辅助肩关节活动的肌肉的力量训练（如反向卷腹、仰卧起坐和躯干的扭转动作等动作）。

康复中后期推荐训练计划

页码	动作名称	动作图片	训练频率	单次训练	要点提示
148	被动拉伸 – 手掌翻伸扭转		1 次 / 天	30 秒 ×2 组	无痛范围内进行。如疼痛明显，则手固定高度可降低
159	俯卧 –Y 字		1 次 / 天	10 次 ×3 组	无痛范围内进行
160	俯卧 –W 字		1 次 / 天	10 次 ×3 组	无痛范围内进行
158	站姿 –W 字变 Y 字		1 次 / 天	10 次 ×3 组	无痛范围内进行
178	站姿 – 肩部激活		1 次 / 天	10 次 ×2 组	无痛范围内进行。如损伤尚处于急性期，则两侧上臂抬高后与身体间的夹角小于 45 度

重返篮球运动

● 如果肩部完全无痛，肩部力量恢复，可进行全范围活动。

● 重返篮球运动后，采取避免肩部发生疼痛和损伤的运动方式。如损伤是因为手臂过顶动作太多，可尽量避免手臂过顶动作。

肱二头肌肌腱炎

肱二头肌肌腱炎，通常是肱二头肌长头肌腱发生炎症，这与手臂的动作模式有关。在手臂重复性的过顶动作中，肱二头肌肌腱可能经常被夹挤和过度使用，从而造成发炎现象。篮球运动中的单手传球等动作，易诱发肱二头肌肌腱炎。

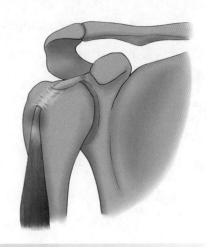

症状

疼痛　前肩有痛感，且逐渐加强，放射至肱二头肌。手臂在过顶或伸直向后展时，痛感加剧。夜间疼痛会影响睡眠。肱二头肌负重时也会有痛感。

功能影响　中度或重度肌腱炎，会影响上臂屈肘上抬的能力。

肿胀　或有肿胀现象。

X 光片检查　一般无异常表现。

磁共振成像检查　显示肱二头肌肌腱周围有积液。

诱因

● 手臂过顶动作多，造成肱二头肌肌腱的挤压和过度使用。

● 运动技术不当，手臂屈曲时压力过大。

● 肱二头肌力量弱，缺乏灵活性。

预防指导

● 拉伸肱三头肌、肱二头肌、肩关节周围肌肉。

● 强化肱二头肌、肩关节周围肌肉、核心肌群力量。

● 强化上肢肌肉力量。

● 优化肘关节屈曲动作。

● 必要时下场休息，避免过度疲劳；使用正确的运动动作；避免大负荷运动。

处理指导

急性期

● 休息，停止正常体育活动和训练。保护受伤组织，不做引起疼痛的动作。

● 损伤后 48 小时内冰敷。

● 外用局部抗炎药物。

非急性期

● 进行理疗，如超声波、超短波、冲击波治疗等。

● 进行肱二头肌拉伸与放松。

● 加强肱二头肌力量，以防再次损伤。

● 长期不愈，可考虑局部糖皮质激素或富血小板血浆注射治疗。

● 若以上治疗均无效，考虑手术治疗。

康复中后期推荐训练计划

页码	动作名称	动作图片	训练频率	单次训练	要点提示
148	被动拉伸 – 手掌翻伸扭转		1 次 / 天	30 秒 ×2 组	无痛范围内进行。如疼痛明显，则手固定高度可降低
159	俯卧 –Y 字		1 次 / 天	10 次 ×3 组	无痛范围内进行
160	俯卧 –W 字		1 次 / 天	10 次 ×3 组	无痛范围内进行

重返篮球运动

● 如果肩部肌肉完全无痛，肩部力量恢复，可进行全范围活动，经医生检查确认后方可重返篮球运动。

● 即使重返篮球运动，也要采取避免肩部发生疼痛和损伤的运动方式。如损伤是因为手臂过顶动作太多，可尽量避免手臂过顶动作。

肩峰下撞击综合征

肩峰下撞击综合征，是指在手臂反复过顶或投掷等动作中，肩袖与滑囊不能顺畅通过肩峰下方，会被碰撞或挤压，从而产生肩关节功能受限并伴随疼痛的现象。在手臂过顶动作较多的运动中，如篮球、游泳、排球等运动，易发生肩峰下撞击综合征。

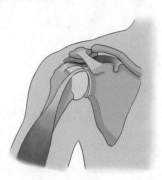

解剖学异常，包括肩峰外缘及大结节的硬化、增生、骨赘形成和间隙狭窄，以及韧带增厚等，容易引发肩峰下撞击综合征。若有先天性钩状肩峰，肩峰下撞击综合征更容易发生，并且在这种情况下，肩关节不稳会进一步增大撞击概率和加重撞击程度。

症状

疼　痛　肩部前方或侧面有痛感，甚至会放射至上臂。手臂在伸展或过顶时，痛感加剧。夜间疼痛会影响睡眠。

功能影响　损伤肩部活动范围受限，相关肌肉无力，不能支持手臂抬起或后举。

X 光片检查　可利用 X 光片检查了解关节面的形状。

关节镜检查　直接观察到肩峰下表面由于撞击产生的纤维磨损或周围软组织撕裂。

撞击诱发试验　Neer 撞击征阳性，肩峰下注射局部麻醉药后内旋并前屈肩关节，疼痛消失或减轻。Hawkins 撞击征阳性。

诱因

- 手臂过顶动作多。
- 先天性原因。有些人天生肩峰弯曲呈钩状，也就是 Ⅲ 型肩峰，肩峰下空间狭小，手臂上举时易碰撞或挤压肩袖或滑囊。
- 肩袖或滑囊有炎症。肩袖的过度使用，易造成肩袖炎或滑囊炎，带有炎症的这些结构在通过肩峰下时，易被撞击和挤压。
- 肩关节缺乏稳定性。手臂过顶时，肩关节缺乏稳定性，肱骨头有可能滑出关节窝，造成对肩袖的挤压。
- 上交叉综合征。
- 肩峰、大结节硬化、增生、有骨赘，造成肩峰下空间狭小。

预防指导

- 拉伸胸大肌和胸小肌等肩关节前部肌肉，防止制动及疼痛受限导致关节活动范围缩小。
- 强化肩袖肌群以及三角肌和上臂肌群肌力训练，加强肩胛骨周围肌肉的稳定性和控制性训练。
- 提升肩关节灵活性和稳定性，提升肩锁关节和胸锁关节的稳定性。

- 优化上肢用力模式，上肢动作产生前优先激活核心控制，避免颈部肌肉活动代偿上肢用力。
- 如果运动装备中配备有护肩，应穿戴适合自己的护肩。

处理指导

急性期

- 立刻休息。
- 进行抗炎治疗。
- 冰敷伤处以减少疼痛。

非急性期

- 理疗，如超短波、超声波治疗等。
- 按摩。按摩能促进人体的血液循环和新陈代谢，对损伤部位康复有益。
- 肩部没有痛感后，可适当活动肩部，使肩部逐渐恢复活动范围。
- 矫正训练。针对上身肌肉平衡性，进行矫正训练。
- 力量训练。加强肩关节周围肌肉（尤其是肩袖肌群）的力量训练；加强脊柱周围可辅助肩关节活动的肌肉的力量训练（如反向卷腹、仰卧起坐和躯干的扭转动作等动作）。
- 对于有骨刺的患者，需用手术治疗磨掉骨刺。
- 手术治疗。原发性肩峰下撞击综合征保守治疗无效，可采用手术治疗，手术治疗手段通常是间隙减压和肩峰形成术。
- 肩胛骨稳定性训练。继发性肩峰下撞击综合征，根据患者情况，选择肩胛骨稳定性训练、肩袖肌群力量训练等。

康复中后期推荐训练计划

页码	动作名称	动作图片	训练频率	单次训练	要点提示
159	俯卧 –Y 字		1 次 / 天	10 次 ×3 组	无痛范围内进行。
160	俯卧 –W 字		1 次 / 天	10 次 ×3 组	无痛范围内进行
178	站姿 – 肩部激活		1 次 / 天	10 次 ×2 组	无痛范围内进行。如损伤尚处于急性期，则两侧上臂抬高后与身体间的夹角小于 45 度

重返篮球运动

- 肩部完全无痛，肩部力量恢复，可进行全范围活动。
- 重返篮球运动后，采取避免肩部发生疼痛和损伤的运动方式。

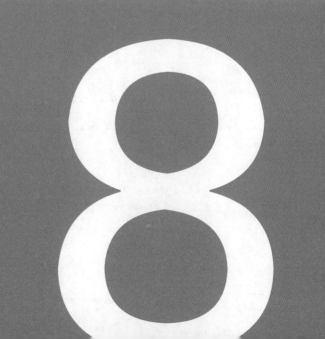

第 **8** 章

躯干损伤的
预防与康复

- 躯干解剖学
- 躯干常见损伤

8

8.1 躯干解剖学

肌肉

肌肉介绍

胸大肌：见"7.1 肩部解剖学"中的相关内容。

前锯肌：见"7.1 肩部解剖学"中的相关内容。

腹直肌：起于耻骨嵴和耻骨联合，止于剑突和第五至第七肋软骨，有使躯干屈曲和骨盆后倾的功能。

腹外斜肌：起于第五至第十二肋骨外面，后部肌束止于髂嵴，其余肌束移行为腱膜，有使躯干屈曲、躯干向同侧侧屈和向对侧旋转、骨盆后倾的功能。

腹内斜肌*：起于髂嵴、腹股沟韧带外侧和胸腰筋膜，一部分肌束止于第十至第十二肋骨，大部分肌束移行为腱膜，有使躯干屈曲、躯干向同侧侧屈和旋转、骨盆后倾的功能。

腹横肌*：起于髂嵴、腹股沟韧带、胸腰筋膜和第七至第十二肋骨，肌束移行为腱膜，有增加腹内压及胸腰筋膜张力的作用。

髂腰肌*：见"6.1 髋部和大腿解剖学"中的相关内容。

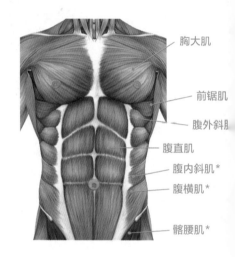

前面观

- 胸大肌
- 前锯肌
- 腹外斜肌
- 腹直肌
- 腹内斜肌*
- 腹横肌*
- 髂腰肌*

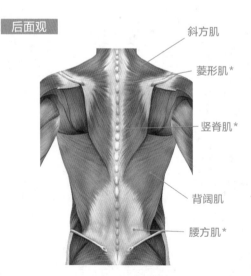

后面观

- 斜方肌
- 菱形肌*
- 竖脊肌*
- 背阔肌
- 腰方肌*

肌肉介绍

斜方肌：见"7.1 肩部解剖学"中的相关内容。

背阔肌：见"7.1 肩部解剖学"中的相关内容。

菱形肌*：见"7.1 肩部解剖学"中的相关内容。

竖脊肌*：包括髂肋肌、最长肌和棘肌，起于髂嵴、骶骨、腰椎棘突和胸腰筋膜，在脊椎上呈纵向排列，有使躯干伸展、躯干向同侧侧屈和骨盆前倾的功能。

腰方肌*：起于髂嵴后部，止于第十二肋骨和第一至第四腰椎横突，有使第十二肋骨降低和躯干向同侧侧屈的功能。

骨骼和韧带

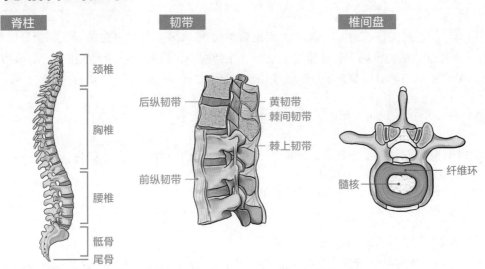

脊柱

颈椎

胸椎

腰椎

骶骨

尾骨

韧带

后纵韧带

前纵韧带

黄韧带
棘间韧带
棘上韧带

椎间盘

髓核

纤维环

骨骼和韧带介绍

脊柱：人体最大、最重要的支撑结构，由颈椎（7 块）、胸椎（12 块）、腰椎（5 块）、骶骨（5 块骶椎融合构成）和尾骨（4 块退化的尾椎融合构成）5 部分组成，各椎骨通过椎间盘、韧带和关节相连接并形成了颈曲（向前凸）、胸曲（向后凸）、腰曲（向前凸）和骶曲（向后凸）4 个生理性弯曲。

前纵韧带：起于枕骨，止于骶骨，位于脊柱前面，可防止脊柱过度后伸和椎间盘向前突出。

后纵韧带：起于枢椎，止于骶管，位于脊柱后面，可防止脊柱过度前屈和椎间盘向后突出。

黄韧带：连接相邻的椎弓，可防止脊柱过度前屈。

棘间韧带和棘上韧带：连接相邻的棘突，二者在棘间韧带后方融合，可防止脊柱过度前屈。

椎间盘：相邻两个椎体（除寰椎与枢椎之外）之间的纤维软骨盘，共 23 个。其中央部分的白色胶状物质是髓核，髓核的外围包绕着坚韧而富有弹性的纤维环。椎间盘可支撑和转移椎骨之间的负荷，让椎骨之间得以活动，并帮助吸收整个脊柱的震动，减轻压力。

★ 胸骨：见 "7.1 肩部解剖学" 中的相关内容。

★ 肋骨：共十二对，其中上七对为真肋，中三对为假肋，下两对为浮肋。

8.2 躯干常见损伤

下背部扭伤或拉伤

　　下背部扭伤或拉伤，是指下背部，尤其是腰椎周围，韧带和肌肉发生的损伤和撕裂现象。大部分体育运动都会出现下背部扭伤或拉伤。在劳损中，肌肉受到过大的拉力，导致肌纤维过度紧张，从而导致肌腱连接处附近的肌纤维断裂。

症状

疼痛　下背部有痛感，甚至辐射至臀部。有些位置有压痛。在做某些动作时，如弯腰、弓背、扭转等，可能会引起剧痛。

肿胀　受累肌肉及周围可能会出现肿胀。

其他症状　脊柱可能会出现侧屈，同时出现肌肉痉挛，脊柱活动度缩小。

诱因

- 韧带和肌肉被过度拉伸，超过其承受范围，导致损伤或撕裂。
- 准备活动不充分。
- 肌肉的伸展性差、弹性不好、力量较弱。
- 肌肉处于疲劳状态。负荷过度使肌肉机能降低、力量减弱、协调性下降。
- 训练水平不够或技术动作错误。
- 气温过低。
- 举起重物或突然做扭转动作。此时处于伸长状态的肌肉剧烈收缩，导致拉伤。

预防指导

- 拉伸下背部肌肉，提升肌肉柔韧性。
- 强化腰背部肌肉力量。
- 优化技术动作，尽量减少错误动作对下背部肌肉的过度拉伸。
- 训练核心稳定性，以强化核心肌群力量。
- 运动前充分热身，改善腰背部肌肉延展性。

处理指导

急性期

● 停止运动。

● 进行抗炎治疗。

● 拉伤后的 48 小时内进行冰敷治疗，缓解局部疼痛。

非急性期

● 每日冰敷扭伤或拉伸部位 3~4 次。每次敷 5 分钟，停 5 分钟，持续半小时至 1 小时。多卧床休息。

● 可以通过多种方法加快恢复过程，如推拿、针灸等。

● 如果受伤后 2 天症状没有改善，及时就医。

● 疼痛消失后，对下背部肌肉进行拉伸练习。

● 强化核心肌群的力量和提升其稳定性。

康复中后期推荐训练计划

页码	动作名称	动作图片	训练频率	单次训练	要点提示
170	婴儿式		1 ~ 2 次 / 天	伸展、蜷缩各保持 10 秒 ×1 组	无痛范围内进行
166	拉伸 – 腰部		1 次 / 天	左右两侧各 10 次 ×2 组	无痛范围内进行
171	俯卧 – 挺身		1 ~ 2 次 / 天	10 次 ×2 组	无痛范围内进行
167	屈伸 – 下背部		2 次 / 天	10 次 ×2 组	无痛范围内进行
168	死虫动作		1 次 / 天	10 次 ×2 组	双腿抬离地面的高度可根据个人能力自行调节

重返篮球运动

● 在疼痛和炎症消失后，经医生检查确认后，可重返篮球运动。运动强度以不触发疼痛为宜。

腹部肌肉拉伤

腹部肌肉拉伤指腹部肌肉纤维组织被拉伤或撕裂。

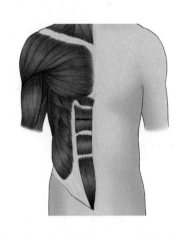

症状

疼痛　腹部肌肉收缩时，感到轻度到重度的疼痛。平躺起身时或做卷腹动作时，腹部肌肉感到轻度到重度的疼痛。

功能影响　腹部肌肉无力；打喷嚏、咳嗽或转动身体等会引发疼痛，影响日常活动。

肿胀　腹部损伤区域可能会出现肿胀。

其他　瘀伤（出现在受伤后的一到两天内）；可能会伴随腹部肌肉痉挛。

磁共振成像检查　可用于确认肌肉是否拉伤。

X光片检查　可用于排除骨性损伤。

诱因

● 腹部肌肉突然拉伸或收缩。

● 腹部肌肉力量不足或者柔韧性不好。

● 过多进行躯干旋转的屈伸练习。

● 运动时技术动作错误。

● 运动时器械负荷过大。

● 未充分进行热身活动。

预防指导

● 拉伸躯干伸肌、髋屈肌、腹肌、腘绳肌等骨盆附近的肌肉。

● 强化腹肌、臀大肌等骨盆附近的肌肉力量。

● 提升腹部肌肉的肌肉耐力和离心收缩能力。

● 优化躯干屈伸和旋转的发力模式，避免腹肌受到过度牵拉。

● 运动前进行充分热身；运动中，集中注意力，减小受伤概率；运动后及时拉伸放松，也可以由治疗师帮助进行各种放松活动。

● 时常进行脊柱腰段及胸段的活动度练习。

处理指导

急性期

- 停止当前感到疼痛的运动。
- 服用非甾体抗炎药。
- 如果运动员的体征或者症状恶化（尤其是在日常训练中，伤病反复发作），或者症状几天内未消退，请前往正规医院，交由医生处理。
- 冰敷。
- 使用腹部护具或贴扎等。

非急性期

- 理疗，如超短波、超声波治疗等。
- 服用非甾体抗炎药。
- 使用腹部护具或贴扎等。
- 进行局部痛点封闭。
- 强化核心肌群的力量和提升其稳定性。

康复中后期推荐训练计划

页码	动作名称	动作图片	训练频率	单次训练	要点提示
164	半蹲 – 斜下拉		1 ~ 2 次 / 天	10 次 ×3 组	双手相握做对角线运动，从头的斜上方开始至对侧膝关节的外侧
165	单腿 – 屈膝卷腹		1 次 / 天	10 次 ×2~ 3 组	上背部离开垫面。如疼痛可降低上身抬起高度
168	死虫动作		1 次 / 天	10 次 ×3 组	双腿抬离地面的高度可根据个人能力自行调节

重返篮球运动

- 经医生检查并批准，同时腹部不再疼痛，腹部和髋部肌肉重新具有灵活性并充满力量，整个躯干和髋部的活动范围不受影响，可重返篮球运动。

椎间盘突出

椎间盘位于两个椎骨之间，椎间盘中间是被纤维环包裹着的髓核。椎间盘起着缓冲和减震作用，要承受压力，但如果压力过大，会向外突出，压迫到神经，导致疼痛。椎间盘突出有两种情况，一是向外膨隆，为膨隆型，二是纤维环破裂导致髓核突向椎管。

椎间盘突出常发生在需要常弯腰和保持坐姿的运动中，如篮球、骑自行车、划船等运动，以及脊柱经常弯曲和旋转的运动中，如高尔夫球、棒球等运动。

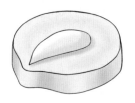 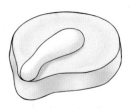 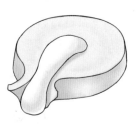

症状

疼痛	伤处区域有痛感或肌肉无力感。身体单侧痛感更重，或会向下放射至臀部和腘绳肌上端。坐下时痛感较强，站立或行走时，痛感减轻。

其他	腿部疼痛或有麻木、无力的感觉。

磁共振成像检查	可用于评估椎间盘突出的程度，判断是否有神经压迫。

诱因

- 长时间静坐。静坐时腰椎承受的压力大，导致椎间盘外移。

- 腰椎过于前凸（超过 35 度）。这种情况在女性中比较多。

- 核心稳定性较弱。核心肌群无力，不能提供良好的稳定性。

- 投掷和扭身动作较多。

- 举起重物时，伴随扭身或弯腰动作。

- 身体极度向前弯曲。如瑜伽和体操的部分动作。

- 上提或上举重物时，动作不科学，给脊柱带来压力。

- 经常快速且反复进行脊柱弯曲和旋转的动作。

- 腰椎向前或向后脱离。

- 椎管本身较狭窄。

- 臀中肌缺乏力量。这会导致髋部侧向稳定性差，给脊柱带来压力。

- 患有退行性椎间盘疾病。

- 来自外界的大的冲击力。这会使腰椎关节受损。

- 双腿结构异常。如双腿长度不一致，导致身体平衡性差，脊柱压力大。

预防指导

- 强化核心肌群力量，提升核心稳定性，激活并强化多裂肌力量、腹横肌力量。另外，也要强化腰背部和下肢大肌群的力量，进行针对竖脊肌、背阔肌、臀大肌、股四头肌、腘绳肌的力量训练。

- 避免久坐，适当采取站姿替代坐姿，同时确保足够的身体活动。

- 进行科学的姿势管理，日常工作、运动、休息时控制腰椎处于中立位。

- 学会正确的运动发力模式，避免腰椎产生不必要的代偿而承受过大压力。

- 注重腰部肌肉的休息。

- 进行本体感觉训练，提升平衡能力。

- 运动前进行充分的全身热身活动，预先激活核心肌群。

处理指导

急性期

- 立即停止运动，多休息。

- 佩戴有支撑力的护腰。

- 采用抗炎治疗。如果较温和的消炎药和止痛药不能起到作用，可考虑口服类固醇或止痛剂。

- 进行神经肌肉治疗。

非急性期

- 理疗，如微波、牵引、电刺激治疗等。
- 按摩。按摩能促进人体的血液循环和新陈代谢，对损伤部位康复有益。
- 矫正训练。在后期疼痛消失后，可针对核心肌群进行力量和稳定性训练，以便患者逐步恢复训练水平，以防再次受伤。
- 病情比较严重的患者，需进行手术治疗。

康复中后期推荐训练计划

页码	动作名称	动作图片	训练频率	单次训练	要点提示
167	屈伸 – 下背部		2 次 / 天	10 次 ×2 组	无痛范围内进行
171	俯卧 – 挺身		1 ~ 2 次 / 天	10 次 ×2 组	无痛范围内进行
168	死虫动作		1 次 / 天	10 次 ×2 组	双腿抬离地面的高度可根据个人能力自行调节

重返篮球运动

- 采用保守方法治疗的运动员，伤后 6~8 周可以重返篮球运动。但在此之前，应确保伤痛消退，且已经进行理疗、重返篮球运动的力量训练、加强核心的训练、柔韧性训练。
- 采用手术治疗的运动员，伤后 3 个月以内禁止重返篮球运动。

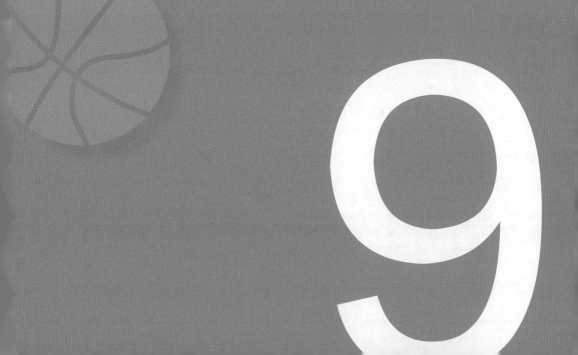

第 9 章

其他常见损伤的
预防与康复

9

脑震荡

脑震荡是在运动中运动员的头部受到外力作用（例如发生碰撞、被击打等），导致运动员的头部眩晕，甚至是短暂失去意识的现象。脑震荡可能会诱发一些精神状态，例如失忆、精神错乱等。脑震荡一般不会有头骨损伤，但碰撞处可能会流血。在碰撞性较强的运动中容易发生脑震荡，如篮球、橄榄球、足球等运动。

身体不接触的体育运动也会引起脑震荡的症状。如反复的跳跃着地动作，每次跳跃动作造成一过性脑震荡症状，短时间内症状减轻或基本消除，但是在没有完全恢复的状态下反复进行相同模式的运动，微小损伤积累会造成严重脑震荡症状。

脑震荡大体观察无明显器质性损害，属于功能性暂时障碍，可伴有逆行性遗忘和短暂的意识丧失；脑细胞微观结构有损伤变化，可发现神经元线粒体肿胀，间质水肿，脑脊液成分变化和轴突传导系统代谢紊乱，脑干听觉诱发电位提示有神经器质性损害。

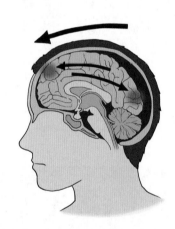

症状

疼痛　会有不同程度的头痛。通常不伴有颅骨骨折，伴有或者不伴有颅内压的变化。

肿胀　被碰撞的位置可能会有肿胀现象。

其他　可能伴随眩晕、呕吐、短时昏厥、恶心等症状。也有可能导致脑震荡后综合征，常见症状为视力模糊、对光线比较敏感。

体征　反应迟钝，站立不稳，无法完成多重任务，颈部疼痛伴有运动受限、手臂或腿部无力或麻木，意识错乱、情绪改变，如有暴躁的行为。

影像检查　单纯脑震荡影像检查常无明显改变。病理生理学改变需要进一步检查确认。

意识 可有数秒到数分钟的短暂意识丧失，多伴有记忆损害，运动员对受伤过程不能回忆，受伤前的记忆不受影响。根据美国神经病学学会（AAN）等级表划分：1 级脑震荡表现为无意识丧失，临时意识混乱在 15 分钟之内；2 级脑震荡表现为无意识丧失，临时意识混乱超过 15 分钟；3 级脑震荡表现为长时间处于意识丧失状态。根据坎图分级：1 级脑震荡表现为意识丧失，创伤后失忆在 30 分钟之内，脑震荡症状持续 15~30 分钟；2 级脑震荡表现为意识丧失在 5 分钟之内，创伤后失忆与脑震荡症状持续 30 分钟 ~24 小时；3 级脑震荡表现为意识丧失在 5 分钟之上，创伤后失忆在 24 小时以上，脑震荡症状持续可达 7 天。根据格拉斯哥昏迷量表（GCS），主要从睁眼、语言和运动三方面评价：轻度昏迷评分 12~14 分；中度昏迷评分 9~11 分；重度昏迷评分小于等于 8 分。

诱因

- 在运动中进行加速或减速时，头部被外力撞击。
- 有脑震荡病史，神经症状未能完全恢复就进行运动或训练。
- 平衡能力减退，抵抗外界扰动能力减退。
- 本体感觉差，对外界冲击等肌肉关节反应时间延长、反应效率不足。
- 颈部肌肉功能不足，无法有效控制加速和减速运动中的头部运动。

预防指导

- 拉伸颈部周围肌肉，主要是屈伸和侧屈肌肉，扩大颈部关节活动度。
- 强化颈部肌肉力量训练，增加核心肌群力量训练，提升自身抗冲击能力。
- 提升平衡性和灵敏性，提升自身反应能力。
- 优化跳跃、落地动作模式，避免头颈部反复冲击。加强本体感觉训练，提升对抗外界扰动的反应能力。
- 容易发生碰撞的运动中，最好佩戴保护面具，减少碰撞的影响。定期进行头盔质量检查，正确有效地佩戴头盔。
- 对运动员、教练员及相关人员进行脑震荡相关知识宣教，使他们能及时发现安全隐患，在损伤发生后能采取急救措施。
- 比赛或运动开始前对运动员进行安全筛查，尤其对有过脑震荡病史的运动员进行头部、脊柱和神经检查。

处理指导

急性期

- 立刻停止运动。停止脑力活动。
- 检查瞳孔反应。如果失去意识，瞳孔会大小不一。

- 在救护车到达前，应该将伤员安置于光线较暗且安静的房间休息。

- 如果碰撞处流血，用止血纱布直接按压在出血部位。如果出血量大，使伤员躺下，抬高伤员腿部，有利于血液回流至心脏。

- 如果颈椎受损，用固定脖套维护颈椎稳定。

- 如果失去意识，采取有利于伤员呼吸道畅通的姿势，并固定姿势。

- 如果伤员没有呼吸或脉搏停止，在叫救护车的同时，要对伤员进行人工呼吸。必要时进行胸外心脏按压和电除颤。

- X 光片检查：意识丧失或混乱 1 小时以上，需要用 X 光片检查头骨受伤情况。

- 磁共振成像检查：意识丧失或混乱 1 小时以上，需要用磁共振成像检查判断受伤情况。

- CT 扫描：意识丧失或混乱 1 小时以上，需要用 CT 扫描检查受伤情况。

- 损伤急性期要有专人观察运动员状况，受伤后 18~72 小时重新评估运动员身体状况，包括颅神经、颈椎、上下肢感觉和运动功能，以及前庭、平衡和协调功能。可与未损伤时状况进行比较，观察运动员功能状态。

非急性期

- 卧床休息。轻微的脑震荡，只需卧床休息几日即可恢复。

- 由家人协助定期检查伤员的神经状况。定期询问一些常识问题，如"今天是周几，几月几日"等。

重返篮球运动

- 1 级脑震荡患者，在发生脑震荡当日，15 分钟内无脑震荡症状，可重返篮球运动。但如果在重返篮球运动后再次发生 1 级脑震荡，且在休息 1 周后时不再有脑震荡症状，再过 2 周可重返篮球运动。

- 2 级脑震荡患者当天不能重返篮球运动，需在损伤后 24 小时内，每 15 分钟检查一次神经系统。1 周内无脑震荡症状，则再过 2 周可重返篮球运动。如果发生 2 次 2 级脑震荡，1 周内无脑震荡症状后，再过 1 个月可重返篮球运动。

- 3 级脑震荡患者，1 周内无脑震荡症状，再过 1 个月可重返篮球运动。如果发生 2 次 3 级脑震荡，则该赛季不能重返篮球运动。

- 脑震荡患者重返篮球运动，须遵循以下步骤。脑震荡症状消失前禁止参加一切运动→进行低强度的有氧运动→进行专项运动训练→进行非接触性训练→进行接触性训练→重返篮球运动。

- 脑震荡患者重返篮球运动前应进行脑部测试，包括记忆力、认知能力、平衡能力、肌肉控制能力以及其他相关功能的测试。可与之前脑部功能检查结果进行对比，检查是否有脑部功能衰退，医生及治疗师根据患者脑部功能检查结果对患者参与运动的强度给出建议。

眉骨开裂

眉骨位于眼眶上方隆起部位，在强大外力的作用下，易开裂。在篮球运动中，眉骨开裂多由手肘、膝关节打击或篮球直接击打面部造成。

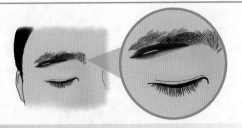

症状

疼痛　受伤部位疼痛。

肿胀　受伤位置、眼部有可能肿胀。

其他　有可能导致眼部充血、视力受影响。

影像检查　脑部 CT 扫描，显示骨裂的位置和距离，同时可检查脑挫伤和脑出血的状况。

诱因

- 强大外力打击。
- 突然跌倒导致面部直接撞击地面或硬物。

预防指导

- 容易发生碰撞的运动中，最好佩戴保护面具，减少碰撞的影响。定期进行头盔质量检查，正确有效地佩戴头盔。
- 对运动员、教练员及相关人员进行相关知识宣教，禁止做违规或危险动作。

处理指导

急性期

- 立即停止运动。
- 紧急医疗救助。等待时，或直立或半卧。
- 若有开放性外伤，进行加压、止血等紧急处理。
- 检查运动员是否有脑部受伤状况，精神状态和记忆力、注意力等是否正常。

非急性期

- 如果保守治疗后病情未好转，需要手术治疗。
- 保守治疗或者手术后可进行理疗，以加速骨折愈合，防止瘢痕增生和色素沉着。

重返篮球运动

- 伤处治愈，且经医生诊断确认后，才能重返篮球运动。
- 即使重返篮球运动，也要配备保护性的装备，如面罩等。

擦伤

擦伤，是指皮肤在与硬物摩擦时，皮肤受损的现象。擦伤是一种表皮层的炎症，摩擦可导致皮肤表面潮湿并软化，从而引起角蛋白与表皮的颗粒层分离，有时还可造成红肿和渗出性病变。擦伤是否会引起皮肤出血由损伤程度决定，重度擦伤可能会产生疤痕。

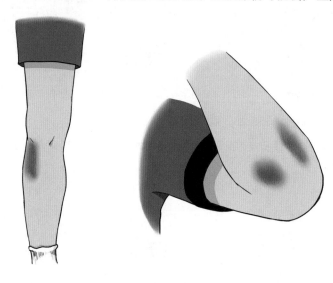

症状

疼痛　被擦伤部位会有痛感。

过程　擦伤表现为表皮剥脱、血痕、渗血或出血斑点，继而可出现轻度炎症反应，局部会有红肿和疼痛。通常伤口自愈的过程是：

① 3~6 小时擦伤面渗液开始干燥；

② 12~24 小时痂皮形成，开始形成淡黄褐色的痂皮，以后逐渐变为深褐色；

③ 3 天左右创面周围正常表皮再生，逐渐覆盖创面，随后痂皮从周边开始剥离、脱落；

④ 5~7 天后完全愈合，痂皮完全脱落。

诱因

● 失足跌倒。

● 外界硬物摩擦。

● 皮肤与皮肤之间，皮肤与衣物之间，发生频繁的摩擦。

● 运动中和其他运动员发生冲撞。

预防指导

● 一般无法预防。穿合适的运动服装和运动鞋，以及在易出汗部位抹滑石粉或明矾粉，
通常可以减小擦伤的发生率或减轻损伤程度。

处理指导

急性期

● 立即停止运动。

● 如果是轻度擦伤，可对损伤部位进行消毒处理，并涂抹药膏。

● 如果是软组织损伤，可根据 RICE 原则处理。

● 进行抗炎治疗。

非急性期

● 为避免感染，每天更换绷带，更换时对伤口处进行消毒。

重返篮球运动

● 伤处治愈后，即可重返篮球运动。

摔伤

在对抗性运动中，如篮球、足球、橄榄球等运动，出现摔伤的可能性很大，摔伤时造成的损伤是多样化的，皮肤、肌肉、骨骼、韧带等都可能被损伤。男性更多在工作场所摔倒后受伤，而女性在家中易受伤害；与女性相比，男性摔倒受伤比例更高，男性比女性更易遭受胸部和脊柱损伤。

症状

疼 痛 摔倒带来的损伤，通常伴有疼痛。

功能影响 严重摔倒会影响运动功能。

磁共振成像检查 肌肉、韧带、肌腱等软组织损伤，以及骨骼损伤，都可以用磁共振成像检查来确认受伤状况。

肿 胀 较严重损伤，可能伴有肿胀现象，如骨折、肌肉挫伤、肌肉拉伤等。

X 光片检查 骨头发生的损伤，可用 X 光片检查。

诱因

- 热身不充分。
- 与他人发生碰撞。
- 动作技术失误，造成摔倒。
- 身体状态不好，疲劳。
- 运动强度过大，超负荷运动引起摔倒。
- 场地因素（场地太滑或者有障碍物等）。

预防指导

- 运动前进行充分的热身。
- 熟练掌握运动专项技术。
- 提升自我安全保护意识。
- 运动前调整好身体状态和精神状态。

处理指导

急性期

- 立即停止运动。
- 如果是轻度擦伤，可对损伤部位进行消毒处理，并涂抹药膏。
- 如果是软组织损伤，可根据 RICE 原则处理。

● 如果是骨骼损伤，骨头未发生错位，用夹板固定关节或者用吊腕带固定关节；如果骨头发生较轻程度的错位，可用石膏固定 3~5 周，较重程度的错位需要手术矫正固定。如果是脱位，最好请有经验的教练或医生进行复位。

● 进行抗炎治疗。

非急性期

● 运动按摩。运动按摩能促进人体的血液循环和新陈代谢，对损伤部位康复有益。

● 进行康复训练。

● 如果长时间病情未好转，需要就医。

重返篮球运动

● 伤处治愈，且经医生诊断确认后，才能重返篮球运动。

起水疱

起水疱，是指皮肤在重复性的摩擦下，造成皮肤表层下方的细胞破裂，从而形成水疱的现象。水疱发生于皮肤的表皮和真皮层分离时，液体填充于层隙之间，并形成半透明薄壁，发生肿胀，甚至出现敏感或疼痛。根据水疱表层皮肤是完好的还是破损裂开的，水疱可分为闭合型水疱和开放型水疱。

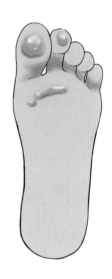

症状

疼痛　较大的水疱或者挤破的水疱，会产生痛感。

其他　闭合型水疱会有红晕，水疱里充满液体。开放型水疱表层皮肤开裂，水疱表面或有流血，有红晕。

诱因

● 皮肤与其表面的物质发生重复性的摩擦。

● 跑动时足部受到摩擦。

● 运动器械与手掌间的摩擦。

预防指导

● 穿合脚的鞋，避免鞋对脚部皮肤产生摩擦。

● 训练量大时最好不要穿新鞋，容易磨脚。

● 选择厚一些的、透气性好的袜子。

● 经常修脚上的老茧，防止因皮肤过厚而磨出水疱。

● 运动中，脚部容易受摩擦的位置，可适当涂抹凡士林。

处理指导

急性期

● 如果水疱较大，比较痛或影响运动，可用消毒后的针挑破，让液体排出。对水疱位置进行消毒清洁后，涂抹抗菌软膏，再包扎起来。注意不要用碘酒，有些人对碘过敏。

● 夜晚不要包扎水疱，最好清洁伤口后使其充分接触空气，第二天再进行包扎。

● 如果水疱位置变得红肿，是感染发炎的症状，需要看医生。

● 闭合型水疱，可用胼胝垫或鸡眼贴贴上，让其自行愈合，但要注意卫生。

非急性期

● 定期检查伤口是否有红肿、感染或发热现象。

● 如果一段时间内（一周或两周）水疱没有好转，需要就医。

重返篮球运动

● 如果水疱没有进一步感染，即可重返篮球运动。

脱水

脱水，就是指人体过度缺少水分，导致体内环境失常，带来新陈代谢障碍的现象。脱水常发生在炎热天气中的高强度、长时间消耗体力的运动中，如马拉松、铁人三项等，如果补水不及时，就容易导致脱水。

脱水可分为急性脱水和慢性脱水。急性脱水是急性疾病（如感染）、剧烈的体育锻炼或中暑造成的过度失水。急性脱水相对容易被注意到，因为它大多是可预测的，并会导致中重度脱水。慢性脱水主要是长期摄入的液体不足导致的。

症状

外表 嘴唇干燥。　　　　　　　　　　　　**感觉** 口渴，恶心，呕吐，头晕。

机体 出汗减少或不再出汗，有肌肉痉挛和心悸现象。没有频繁排尿现象，尿液颜色深。

诱因

● 高温环境下，补水少，出汗多。

● 生病发生呕吐或腹泻。

● 缺水环境下，补不到水。

● 出血、病理性多尿、呕吐、腹泻、药物引起的利尿或口服液摄入不足都会导致身体缺水至脱水。

预防指导

● 及时治疗原发基础疾病。了解导致脱水的原因，可以有效避免脱水。

● 平时定时适量饮水。不应在人体感到口渴时才摄入水分，也别一次摄入过多水分，可能会造成水中毒。

● 避免长期处于高温环境下。高温天气外出活动时，做好防晒措施。

● 选择不同饮品。在运动前、运动时、运动后，可适量补充含电解质的运动饮料，不能以高浓度果汁或其他高浓度流质食物代替饮水。

● 注意适当通风。当空气流通不畅时，人体易通过蒸发、呼吸、排尿等非显性出汗方式损失大量体液，从而造成疲劳、口渴等脱水征象。

● 多吃富含水分的果蔬。番茄、胡萝卜、西瓜、柚子和苹果等新鲜水果或蔬菜都可以补充水分，可适当多吃。

处理指导

急性期

- 少量、多次进行补水。
- 补充富含电解质的水分。
- 避开高糖分饮品和含咖啡因饮品。
- 如果脱水严重，可能需要通过静脉输液来补水。
- 运动员补水标准为：每天每千克体重补水 0.033 升。

非急性期

- 多注意休息。
- 少量、多次进行补水。

重返篮球运动

- 症状消失，且经医生诊断确认后，才能重返篮球运动。

中暑

在温度高、湿度大的环境中，人体的生理和神经受到影响，不能正常发挥功能，汗液蒸发少，不能保证体温恒定，导致中暑。此时为了散热，皮下血管扩张，影响血液回流至心脏，导致供血不足，运动者易出现眩晕、呼吸急促、脉搏跳动加速、短暂耳鸣等症状。

症状

外表　大汗或无汗、面色潮红或苍白、皮肤灼热或湿冷、肌痛、抽搐。

感觉　头晕、头痛、反应迟钝、注意力不集中、动作不协调。

机体　口渴、心悸、心率明显增快、血压下降、晕厥；恶心、呕吐、腹泻、少尿或无尿；发热。

轻度中暑　仅有以上中暑症状，核心温度正常或轻微升高（＜ 38℃），无新发意识障碍和器官损伤表现。

中度中暑　有晕厥，但数分钟内自行恢复意识，无明显神经系统损伤表现；核心体温升高（≥ 38℃，＜ 40℃）。

重度中暑　会出现中枢神经系统损害表现；核心温度 ≥ 40℃；多器官（≥ 2 个）功能障碍表现；严重凝血功能障碍。

诱因

● 环境温度高、湿度大，身体体温调节功能遇到障碍。

● 剧烈运动一定时间后，吸热、产热、散热构成的热平衡被破坏，机体局部或全身热蓄积超过体温调节的代偿限度。

预防指导

● 经常饮水，保持体内水分充足。

● 炎热天气中，运动时最好在有控制温度的室内进行，或者选择凉爽的时候进行。

● 炎热天气中，穿轻便、排汗和通风性能好的衣服。

处理指导

急性期

● 立刻停止运动，转移到凉爽的环境中。

● 少量、多次进行补水，或饮用含电解质的饮料。补充的水分的含糖量要低。如果是重度中暑，先不要补充液体。

● 在身上覆盖潮湿、凉爽的毛巾或布料。

● 如果中暑失去意识，为防止呕吐，将患者头部抬高，或者使其侧卧方便呕吐物排出。

● 如果中暑比较严重，最好赶紧就医。

非急性期

● 经常饮水，保持体内水分充足。

● 炎热天气中，运动时最好在有控制温度的室内进行，或者选择凉爽的时候进行。

● 炎热天气中，穿轻便、吸汗和通风性能好的衣服。

重返篮球运动

● 痊愈后，经医生检查并确认，可重返篮球运动。重返篮球运动后，循序渐进地提升运动强度。

肌肉痉挛

肌肉痉挛，是指肌肉在脱水、疲劳、寒冷刺激等情况下发生的自发性的强直收缩反应。肌肉痉挛常发生在小腿和脚趾部位。在高强度运动后，肌肉容易处于疲劳、缺水、缺乏营养的状态，更易发生痉挛。

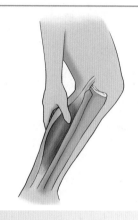

症状

疼痛 肌肉发生痉挛的时候，痉挛部位会有尖锐的紧缩感，可能会伴有不同程度的痛感。

机体 肌力减弱，肢体活动受限。

诱因

● 肌肉疲劳。

● 脱水。

● 营养不良。

● 错误的站姿。站姿不良会使双腿负重不均，造成肌肉受力不平衡，一侧小腿肌肉容易过于虚弱，发生痉挛。

● 寒冷刺激。寒冷刺激会使肌肉兴奋性提升，肌肉容易发生强直收缩。

● 日常拉伸时间较短、不良的拉伸习惯。

● 家族史。

预防指导

● 拉伸受累肌肉，如股四头肌、腘绳肌、腓肠肌、比目鱼肌等。也可以使用泡沫轴放松受累肌肉。

● 强化受累肌肉和其拮抗肌的力量，如腘绳肌、股四头肌、胫骨前肌等。

● 提升全身基础体能素质。

● 纠正不良姿势、错误动作模式。

● 降低运动强度，减轻运动负荷；经常饮水，保持体内水分充足；运动前做好热身活动，运动后做好放松活动；穿弹力裤袜；可以使用矫形鞋垫保持下肢的正常力线。

处理指导

急性期

- 拉伸发生痉挛的肌肉，同时也要注意对临近相关肌肉的拉伸。
- 主动收缩拮抗肌，有利于拉伸发生痉挛的肌肉。
- 采用传统推拿手法放松肌肉，例如按压、揉捏、按揉等手法。
- 补充水分。
- 如果经常发生抽筋现象，最好找医生诊疗一下。

非急性期

- 经常拉伸肌肉，或者用泡沫轴放松肌肉。尤其是运动后，一定要放松肌肉。
- 经常饮水，保持体内水分充足。
- 保持营养均衡。餐饮结构最好能兼顾多种营养成分。
- 强化力量训练。一周可进行一至两次力量训练，可以综合蹲跳、平板支撑、俯卧撑、仰卧起坐、弓箭步、单腿摸脚趾、登山者、波比跳、肩上推举等动作。

重返篮球运动

- 症状消失，且经医生诊断确认后，才能重返篮球运动。

岔气

岔气又叫"急性胸肋痛"，表现为在运动中胸肋部感到疼痛。岔气是由横膈膜的痉挛引起的。横膈膜的收缩和放松使肺部交换空气，如果横膈膜的动力不足，易产生痉挛，发生岔气现象。

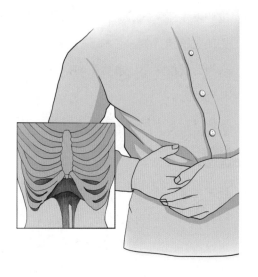

症状

疼 痛 发生岔气时，运动中会感到胸肋痛，停止运动后，痛感消失。

诱因

● 躯干力量弱，不能支持横膈膜有力地收缩和舒张。

● 运动时呼吸过快、过浅。

● 寒冷刺激。

● 准备活动不充分，开始运动时强度增加得过快。

预防指导

● 运动前进行热身活动，运动后进行放松活动。

● 根据身体能力控制开始运动时的速度和强度，让机体有适应的过程。

● 在运动中掌握正确的呼吸方式，保证呼吸深度，不要让冷空气直接进入气道。

● 提升全身基础体能素质。

处理指导

急性期

- 停止运动，拉伸岔气一侧的肌肉。将岔气一侧手臂向头部后方抬起，可以拉伸体侧的腹肌。保持动作 30~60 秒。重复此动作，直至岔气消失。

非急性期

- 加强全身力量训练。一周可进行一至两次力量训练，可以综合蹲跳、平板支撑、俯卧撑、仰卧起坐、弓箭步、单腿摸脚趾、登山者、波比跳、肩上推举等动作。
- 如果有慢性岔气，最好及时就医。
- 加强全面身体锻炼。

重返篮球运动

- 症状消失，且经医生诊断确认后，才能重返篮球运动。

呕吐

呕吐是胃部在腹部肌肉张力的推挤下将食物吐出的现象。在运动中发生的呕吐，往往是由紧张和焦虑引起的。紧张和焦虑会使体内肾上腺素升高，导致血液更多地服务于肌肉，肠胃的运转机能变弱，食物大多停留在胃中；紧张情绪会让腹部肌肉产生张力而推挤食物，引起呕吐。

症状

表现 恶心，呕吐。

诱因

● 赛前过于紧张。紧张感会让血液优先流向肌肉，胃部得到的血液少，运转慢，食物多停留在胃中，易发生呕吐。

● 训练或比赛前进食不当或进食过多。如吃了难消化的食物或产气食物等。

● 一些消化系统疾病，如肠胃炎等。

预防指导

● 改变赛前紧张的习惯，管理情绪，尽量不让自己紧张焦虑。

● 赛前吃易于消化的食物，减少高纤维食物的摄入。

● 赛前最好不要吃消炎药，有研究认为在需要耐力的运动中，消炎药容易引起呕吐。

● 运动前半小时，可补充一个能量棒，可调节血糖。

● 赛前避免喝含有糖分的水，赛前胃中糖分多易引发恶心。

● 运动前进行热身活动，运动后进行放松活动。

● 遵循科学训练原则，逐渐增加运动的负荷，提升身体基础体能素质，提高心肺功能水平。

处理指导

急性期

● 保持低强度运动，慢走或跳动，让身体逐步稳定下来。

● 适量补水。

● 休息后，抬高四肢，帮助下肢血液回流心脏，缓解供血不足的情况。

非急性期

● 运动前进行准备活动。

● 运动后不要立即停止活动，要进行整理活动。

● 舒缓紧张的情绪。

● 加强全面身体锻炼。

重返篮球运动

● 症状消失，且经医生诊断确认后，才能重返篮球运动。

流鼻血

　　流鼻血是指鼻子流血。常见的流鼻血有外力打击或冲撞引发鼻腔黏膜血管破裂出血；或空气干燥、饮水不足等外部原因诱发鼻腔黏膜出血。

症状

疼 痛　鼻子的疼痛。

肿 胀　外力打击或冲撞所致的鼻部流血会伴随鼻子周围组织肿胀。

影像检查　外力打击所致的鼻部流血可能伴随鼻骨骨折，有鼻骨变形影像学表现。

功能影响　不能经鼻呼吸，导致呼吸不畅。

其 他　呼吸不畅，外力打击所致的鼻部流血可能伴随鼻骨骨折或鼻塞。

诱因

- 外力直接打击。
- 头部的一些伤病。
- 高血压。
- 鼻腔干燥。

预防指导

- 在比赛中佩戴防护面罩。
- 佩戴鼻护。
- 注意鼻腔保温，干燥天气注意及时补充水分，使用空气加湿器。

处理指导

急性期

- 寻求紧急医疗救助。冰敷伤处，减少血液流出，同时头部前倾。
- 用无菌纱布捏住鼻孔 5~10 分钟，来增加鼻腔的压力。
- 如果在 15~20 分钟之内，鼻血仍然未止住，或者鼻血是其他受伤所致，请将运动员送往医生处，由医生进行处理。
- 建议运动员不要用鼻子进行呼吸。

非急性期

- 如果是单纯鼻腔出血，待出血停止后可不做处理。

- 如果是鼻腔出血伴随鼻骨骨折，需固定鼻骨，保证鼻中隔处于正常位置，不影响运动员正常呼吸。配合理疗消肿，以促进骨折愈合。

- 有头部疾病患者需处理原发疾病。

重返篮球运动

- 运动员可以在鼻血止住 5 分钟后，返回篮球运动。

- 如果鼻血是其他严重的受伤导致的，请将运动员送到医生处，运动员在经医生检查前，或得到医生的允许前，不能返回比赛。

鼻骨和下颌骨骨折

鼻骨和下颌骨骨折在篮球等接触类体育运动中很常见，是由脸部遭到直接的有力打击所致。

症状

疼　痛　发生下颌骨骨折（下巴骨折）的运动员会感到下巴疼痛，张口困难。

肿　胀　下巴肿大。

功能影响　说话困难。牙齿不能咬合、咀嚼，无法进食。影响面部表情和讲话。

磁共振成像检查　能够多层面、多角度清楚地显示大脑的损伤和水肿、出血部位，显示关节盘和下颌关节周围软组织损伤和关节腔积液等，但是对于复杂的面颅骨显示分辨率不佳。

X 光片检查　下颌骨骨折可出现骨骼连续性破坏，骨折片发生移位，牙齿脱落。

CT 扫描　对于颅骨骨折成像较好，能够清楚分辨骨折位置和大小，尤其三维 CT 扫描能够全面显示颅骨以及口腔内部的损害。

其　他　鼻骨骨折通常发生鼻子位移性畸形。经常发生牙齿松动或牙齿被撞掉，可能出现明显的面部变形。在接触类体育运动中，钝性挫伤可能导致其他嘴部创伤，例如嘴唇和牙龈重重地碰在牙齿上。如果钝性创伤发生在嘴部，可能会导致裂伤，有时还会导致牙齿脱落。下颌骨骨折如果伴随颅中窝损伤，会产生脑脊液耳漏。

诱因

● 脸部遭到直接的有力打击。

● 下颌关节囊松弛、关节活动角度过大，或者下颌关节囊紧张、关节活动受限。

● 咬合肌肉力量差或者双侧不平衡，导致下颌关节运动异常。

预防指导

● 容易发生碰撞的运动中，最好佩戴保护面具，减少碰撞的影响。定期进行头盔质量检查，正确有效地佩戴头盔。

● 经历过其他口腔创伤的运动员应该戴护齿。

● 强化打开和闭合下颌肌肉的力量，关注双侧下颌关节的力量平衡，尤其是有过下颌脱位史以及其他下颌关节损伤的患者，更需要加强下颌力量训练。

● 像篮球这类接触类运动，尤其是冲撞动作较多的运动，应该在训练和比赛前检查运动员平衡协调功能，训练中加强体能和平衡控制训练。

处理指导

急性期

鼻骨骨折的初步治疗

● 通过吸出异物、调整身体姿势和控制出血保持呼吸道畅通。

● 如果没有伴随颅骨或颈部骨折，运动员的身体姿势应该向前，避免血液流入喉咙。

● 如果运动员失去意识，先固定其颈部，因为鼻骨骨折通常伴随着后头部和颈椎受伤。

● 除非鼻子排出透明液体，这表明颅骨发生骨折，否则应该捏住鼻孔控制出血。

● 用冰袋敷受伤部位，减少血液流向该部位。

颌骨骨折的初步治疗

● 保持呼吸道通畅和包扎伤口。应该使用领带或宽带子支撑和固定下颌，方法是将带子从下颌绕过头顶，围绕头部一圈并在耳朵上方打结。然后将受伤的运动员送到急诊室，让口腔外科医生对其伤情进行评估。

● 如果牙齿脱落，应该小心取出，避免阻塞呼吸道。

非急性期

● **鼻骨骨折**

单纯鼻骨骨折仅仅需要固定鼻骨等待骨折愈合；如果伴随鼻中隔偏曲影响呼吸功能，或如果合并颅骨骨折伴发脑脊液渗漏，需要进行外科治疗，后续可能需要进行一段时间的神经康复训练。

● **下颌骨骨折**

复位、固定骨折处，口腔医生修复牙齿缺损。配合一段时间面部肌肉力量与关节活动度训练。

重返篮球运动

● 对于鼻骨骨折，只要鼻骨痊愈且通过外科手术或非手术方式打开了鼻腔通道，运动员在大约 6 周之后可以重返篮球运动。运动员在后面的赛季应该戴防护面罩。

● 对于颌骨骨折，只要颌骨已经痊愈，而且运动员获得了口腔外科医生的批准，就可以重返篮球运动，但是要戴护齿，防止复发性损伤。

● 经历过其他口腔创伤的运动员应该戴护齿。

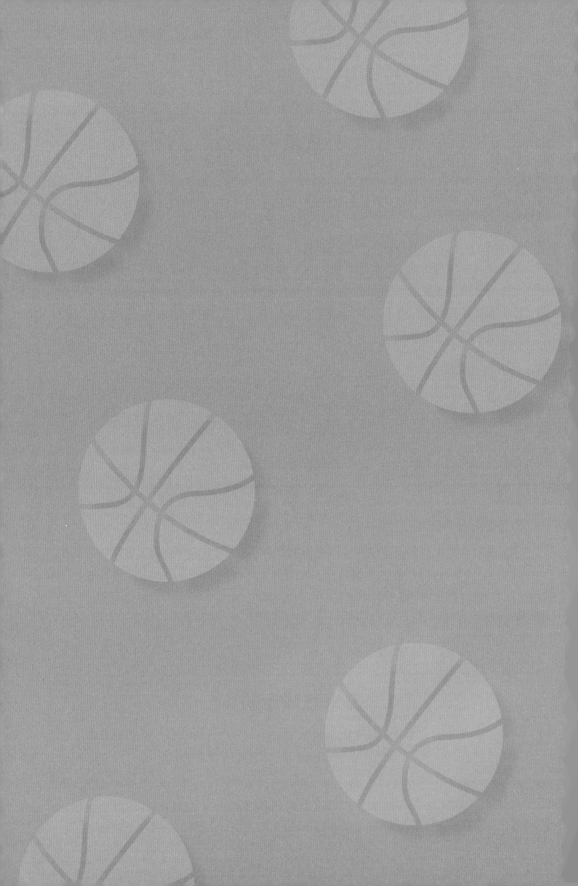

第 **10** 章

损伤康复训练动作

被动拉伸 – 手掌翻伸扭转

扫一扫，视频同步学

▶ **练习目的**

提升肱二头肌柔韧性，有助于肩袖损伤、肱二头肌肌腱炎的预防和康复。

▶ **主要肌肉**

肱二头肌。

初始姿势

- 身体站立于与肩同高的跳箱之前约一大步距离，背对跳箱，躯干直立，目视前方；一侧腿向后迈步至足跟接触跳箱，同侧手臂向后平展至手掌扶住跳箱，另一侧手臂自然下垂。

动作过程

- 保持躯干姿势不变，身体下蹲，双腿成弓步姿势，手部位置不变，拉伸一侧手臂至目标肌肉有一定程度的拉伸感。

- 保持该姿势至规定时间。

- 换对侧手臂进行同样的动作。

小提示

全程保持均匀呼吸；拉伸时如果手臂感到疼痛，应降低强度或立刻停止。

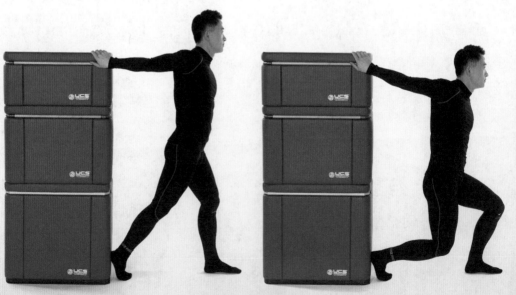

被动拉伸 – 坐式足部按摩

▶ **练习目的**

提升足底柔韧性，有助于足底筋膜炎、足部应力性骨折的预防和康复。

▶ **主要肌肉**

足底筋膜。

初始姿势

- 身体坐于与膝盖同高的跳箱之上，一侧腿自然屈膝支撑，另一侧腿上抬屈膝，将脚踝置于对侧腿膝盖之上，双臂前展，双手握住上抬腿的脚背，将拇指置于足弓下方。

全程保持均匀呼吸；按摩时如果足弓感到疼痛，应降低强度或立刻停止。

动作过程

- 保持身体姿势不变，拇指施力按压足弓下方的酸痛区域。
- 按摩至规定时间。
- 换对侧脚进行同样的按摩动作。

躯干尽量保持直立，不要弯腰弓背。

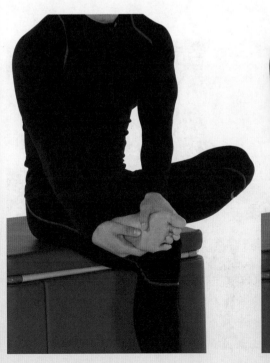
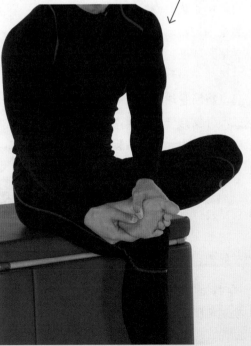

筋膜球 – 踝关节外侧放松

▶ **练习目的**

提升踝关节周围肌肉柔韧性，有助于踝关节扭伤的预防和康复。

▶ **主要肌肉**

腓骨长肌、腓骨短肌。

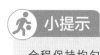

小提示

全程保持均匀呼吸；按压时如果脚踝感到疼痛难忍，应降低强度或立刻停止。

扫一扫，视频同步学

身体放松，手部缓慢向下施加压力。

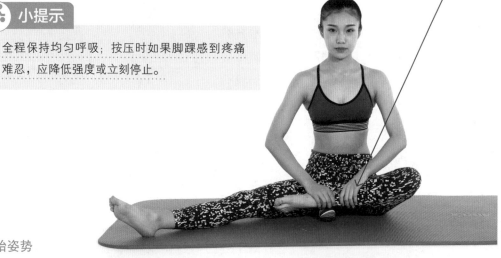

初始姿势

- 身体坐于垫上，躯干直立，目视前方，一侧腿向外伸展至最大限度，另一侧腿膝关节内屈至最大限度且脚背绷直，将筋膜球置于屈曲腿踝关节外侧与垫子之间，双臂内屈，双手分别扶住脚部和小腿。

动作过程

- 保持身体姿势不变，双手向下施加一定压力，按压踝关节外侧。
- 保持该姿势至规定时间。
- 换对侧脚踝进行同样的放松动作。

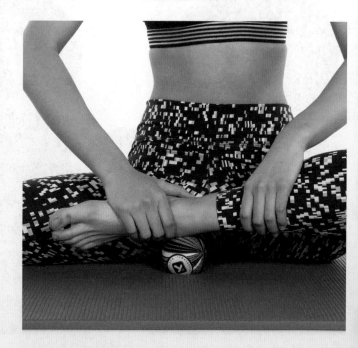

筋膜球 – 足底筋膜放松

▶ 练习目的

扫一扫，视频同步学

提升足底柔韧性，放松足底筋膜，有助于足底筋膜炎、足部应力性骨折的预防和康复。

▶ 主要肌肉

足底筋膜。

身体放松，利用身体重量下压。

 小提示

全程保持均匀呼吸；滚压时如果足底感到疼痛难忍，应降低强度或立刻停止。

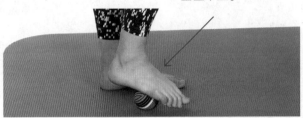

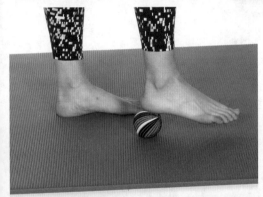

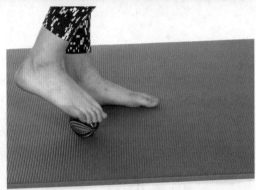

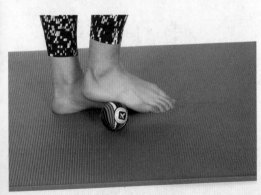

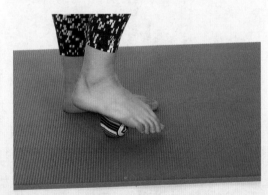

初始姿势

● 身体站立于垫上，躯干直立，目视前方，一侧腿略屈髋屈膝，将筋膜球置于足底与垫子之间。

动作过程

● 保持身体姿势不变，脚部前、后、左、右移动，使筋膜球在前脚掌至脚跟之间来回滚动。

● 滚动筋膜球至规定时间。

● 换对侧脚进行同样的放松动作。

迷你带 – 分腿姿 – 横向走

▶ 练习目的

  强化大腿肌肉力量，有助于半月板损伤、前交叉韧带损伤、内侧
  副韧带损伤、外侧副韧带损伤的预防和康复。

▶ 主要肌肉

  股四头肌、腘绳肌、臀大肌、臀中肌、髂腰肌、腓肠肌、比目鱼肌。

扫一扫，视频同步学

初始姿势

● 身体成站姿，躯干直立，目视前方，双臂屈肘，
  双手握拳置于胸前，拳心相对；双脚前后分开
  约一步距离，将迷你带环绕于双腿膝关节处，
  双腿略微屈髋屈膝。

动作过程

● 保持屈髋屈膝的姿势，前侧腿向外侧迈步，同时
  对侧手臂上摆、同侧手臂下摆；之后对侧腿部向
  内侧迈步，同时同侧手臂下摆、对侧手臂上摆。

● 重复该动作至规定步数或距离。
  交换双脚前后位置进行同样的横向走动作。

小提示

全程保持均匀呼吸；过程中如果大腿
感到疼痛，应降低强度或立刻停止。

动作过程中始终保持
身体挺直，控制身体
重心。

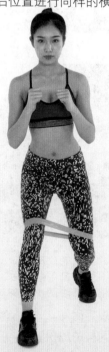
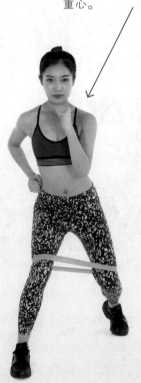

泡沫轴－股四头肌放松

扫一扫，视频同步学

▶ 练习目的

提升股四头肌柔韧性，有助于髌腱炎、股四头肌挫伤、股四头肌拉伤的预防和康复。

▶ 主要肌肉

股四头肌。

双臂辅助发力移动躯干，躯干向前、向后带动整个身体，注意身体保持平衡，核心收紧。

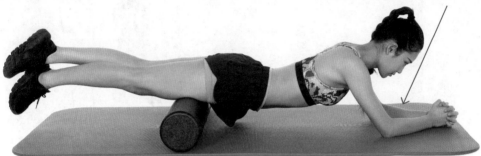

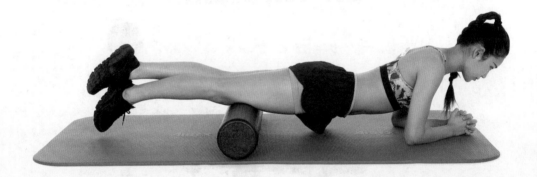

初始姿势

- 身体俯卧于垫上，将泡沫轴置于一侧大腿和垫子之间，另一侧腿微微抬起，使脚部叠放在对侧脚之上，双臂屈肘，前臂接触垫面支撑躯干，胸腹部和脚部不得接触垫面。

动作过程

- 双臂发力辅助身体前后移动，使泡沫轴在膝关节至大腿根之间来回滚动。
- 滚动泡沫轴至规定时间或次数。
- 换对侧腿进行同样的放松动作。

🏃 **小提示**

全程保持均匀呼吸；滚压时如果大腿前侧感到疼痛难忍，应降低强度或立刻停止。

153

泡沫轴－侧卧－髂胫束放松

扫一扫，视频同步学

▶ **练习目的**

提升髂胫束柔韧性，有助于跑步膝的预防和康复。

▶ **主要肌肉**

髂胫束及周围肌群。

双手撑垫保持平衡，前后移动身体滚动泡沫轴，放松膝关节至髋部侧面区域。

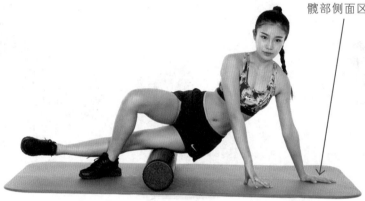

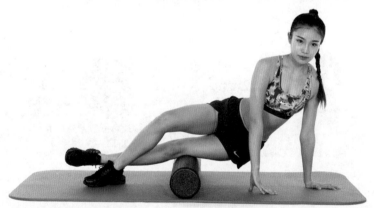

初始姿势

- 身体侧卧于垫上，将泡沫轴置于下侧腿外侧和垫子之间；下侧腿伸展，脚抬离垫面；上侧腿屈髋屈膝，脚置于下侧腿前侧支撑身体；双臂向下伸展，双手接触垫面支撑身体。

动作过程

- 双臂和上侧腿共同发力前后移动身体，使泡沫轴在髂胫束处滚动。
- 滚动泡沫轴至规定时间。
- 换对侧腿进行同样的放松动作。

🏃 **小提示**

全程保持均匀呼吸；滚压时如果大腿外侧感到疼痛难忍，应降低强度或立刻停止。

瑞士球 – 跪姿 – 背阔肌拉伸

扫一扫，视频同步学

▶ **练习目的**

提升肩关节灵活性，有助于肩关节脱位、肩关节盂唇撕裂的预防和康复。

▶ **主要肌肉**

背阔肌、胸肌。

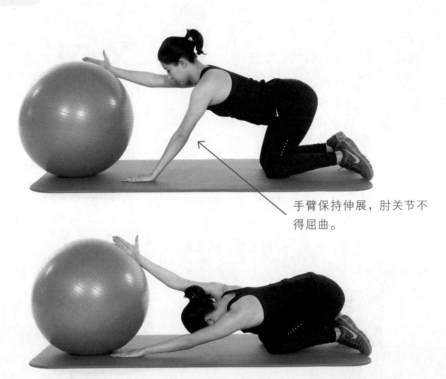

手臂保持伸展，肘关节不得屈曲。

初始姿势

- 身体跪于垫上，将瑞士球置于体前一臂距离，一侧手臂前伸，手掌侧面接触球面，掌心朝内，另一侧手臂下伸，手掌接触垫面，躯干保持平直。

动作过程

- 保持小腿姿势不变，髋部后移下压至背部肌肉有拉伸感，使胸腹部与大腿、大腿与小腿最大限度紧贴在一起。
- 保持该姿势至规定时间。
- 换对侧进行同样的拉伸动作。

🏃 **小提示**

全程保持均匀呼吸；拉伸时如果背部感到疼痛，应降低强度或立刻停止。

弹力带 – 站姿 – 双脚提踵

扫一扫，视频同步学

▶ 练习目的

加强小腿三头肌力量，有助于踝关节扭伤、跟腱炎、跟腱断裂、足底筋膜炎、足部应力性骨折的预防和康复。

▶ 主要肌肉

腓肠肌、比目鱼肌。

初始姿势

● 身体成直立站姿，目视前方，双腿并拢，双臂自然下垂，将弹力带中间置于双脚前脚掌之下，双手紧握弹力带的两端，保持弹力带有一定张力但不紧绷。

动作过程

● 保持躯干姿势不变，小腿后侧发力使双脚足跟向上抬起至最大限度。

● 保持该姿势 2~3 秒，恢复至初始姿势。重复该动作至规定次数。

小提示

提踵时呼气，还原时吸气；过程中如果脚踝或小腿感到疼痛，应降低强度或立刻停止。

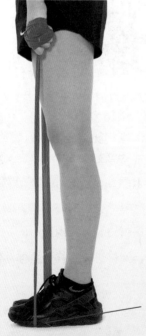

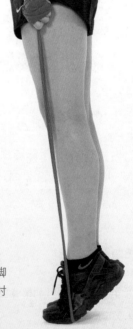

弹力带位置在前脚掌，避免抬起足跟时弹力带脱落。

弹力带 – 俯卧 – 单侧屈膝

扫一扫，视频同步学

▶ 练习目的

加强腘绳肌力量，有助于前交叉韧带损伤的预防和康复。

▶ 主要肌肉

腘绳肌。

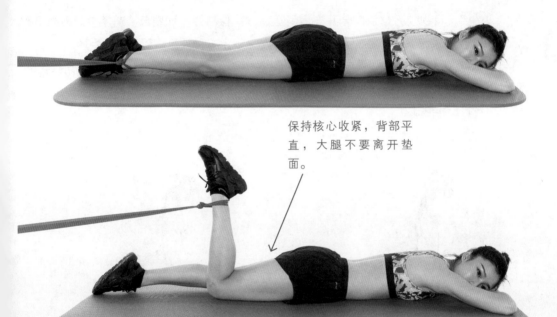

保持核心收紧，背部平直，大腿不要离开垫面。

初始姿势

- 身体俯卧于垫上，双腿并拢，双臂上举屈肘，手掌交叠置于头部和垫面之间，将弹力带一端固定于一侧脚踝关节处，另一端固定于脚后同等高度的位置，保持弹力带有一定张力但不紧绷。

🏃 **小提示**

屈膝时呼气，还原时吸气；过程中如果大腿感到疼痛，应降低强度或立刻停止。

动作过程

- 保持躯干姿势不变，固定弹力带的腿的大腿后侧发力使脚抬起至膝关节成 90 度。
- 保持该姿势 2~3 秒，恢复至初始姿势。重复该动作至规定次数。
- 换对侧腿进行同样的屈膝动作。

站姿 –W 字变 Y 字

▶ **练习目的**

强化肩胛带肌群力量，有助于肩关节脱位、肩关节盂唇撕裂、肩袖损伤、肩峰下撞击综合征的预防和康复。

▶ **主要肌肉**

菱形肌、斜方肌、三角肌、大圆肌。

初始姿势

● 身体成站姿，目视前方，双脚分开与肩同宽，躯干前倾至髋关节成 90 度，膝关节屈曲至大腿与地面约成 60 度，肩胛骨向内向下收紧，双臂上抬屈肘至与躯干成 W 字形，双手握拳，拳心相对，拇指朝上。

动作过程

● 保持躯干和腿部姿势不变，双臂向侧上方伸展至与躯干成 Y 字形。

● 保持该姿势 2~3 秒，恢复至初始姿势。重复该动作至规定次数。

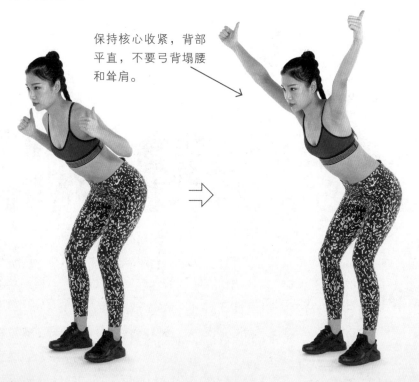

保持核心收紧，背部平直，不要弓背塌腰和耸肩。

🏃 **小提示**

全程保持均匀呼吸；过程中如果肩部感到疼痛，应降低强度或立刻停止。

俯卧 –Y 字

扫一扫，视频同步学

▶ 练习目的

　　强化肩胛带肌群力量，有助于肩关节脱位、肩关节盂唇撕裂、肩袖损伤、肩峰下撞击综合征的预防和康复。

▶ 主要肌肉

　　菱形肌、斜方肌、三角肌、大圆肌。

初始姿势

● 身体俯卧于垫上，双腿并拢，双臂向侧上方伸展至与躯干成 Y 字形，双手握拳，拳心相对，拇指朝上。

保持核心收紧，不要耸肩，动作过程中头部处于中立位。

动作过程

● 保持躯干和腿部姿势不变，肩胛骨向内向下收缩，上背部发力使双臂向上抬起至最大限度。

● 保持该姿势 2~3 秒，恢复至初始姿势。重复该动作至规定次数。

 小提示

双臂上抬时呼气，还原时吸气；过程中如果感到肩部疼痛，应降低强度或立刻停止。

其他角度

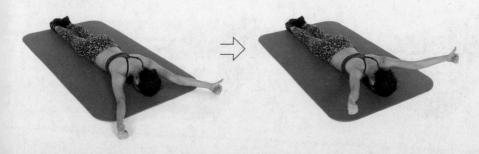

俯卧－W 字

扫一扫，视频同步学

▶ **练习目的**

　强化肩胛带肌群力量，有助于肩关节脱位、肩关节盂唇撕裂、肩袖损伤、肩峰下撞击综合征的预防和康复。

▶ **主要肌肉**

　菱形肌、斜方肌、三角肌、大圆肌。

保持核心收紧，不要耸肩，动作过程中头部处于中立位。

初始姿势

● 身体俯卧于垫上，双腿并拢，双臂上抬屈肘至与躯干成 W 字形，双手握拳，拳心相对，拇指朝上。

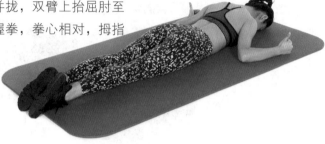

动作过程

● 保持躯干和腿部姿势不变，肩胛骨向内向下收缩，上背部发力使双臂向上抬起至最大限度。

● 保持该姿势 2~3 秒，恢复至初始姿势。重复该动作至规定次数。

双臂上抬时呼气，还原时吸气；过程中如果感到肩部疼痛，应降低强度或立刻停止。

其他角度

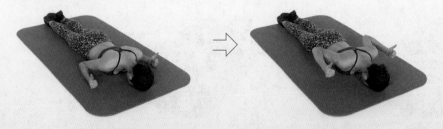

主动拉伸－动态屈伸手腕

扫一扫，视频同步学

▶ 练习目的

提升腕部肌群的柔韧性，有助于腕关节扭伤、腕肌腱炎、腕关节骨折、三角纤维软骨复合体损伤、手指骨折、手指其他损伤的预防和康复。

▶ 主要肌肉

桡侧腕屈肌、尺侧腕屈肌、桡侧腕伸肌、尺侧腕伸肌。

初始姿势

- 身体成直立站姿，目视前方，双脚分开与肩同宽，双臂前平举，双手成掌，掌心相对。

动作过程

- 保持躯干、下身和双臂姿势不变，双手向内屈腕至目标肌肉有一定程度的拉伸感。
- 保持该姿势 2~3 秒。
- 保持躯干、下身和双臂姿势不变，双手向外伸腕至目标肌肉有一定程度的拉伸感。
- 保持该姿势 2~3 秒。
- 重复该动作至规定次数。

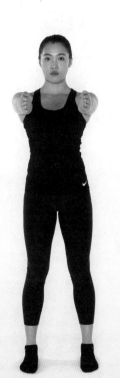
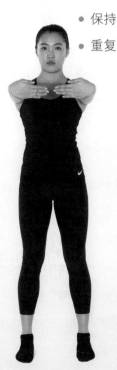
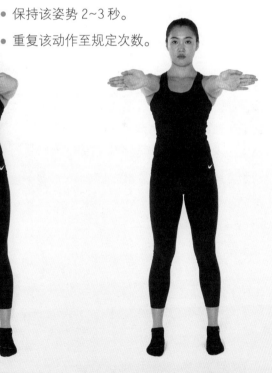

小提示

全程保持均匀呼吸；拉伸时如果手腕感到疼痛，应降低强度或立刻停止。

瑞士球 - 靠墙下蹲

扫一扫，视频同步学

▶ 练习目的

　　强化下肢力量和提升其稳定性，有助于前交叉韧带损伤的预防和康复。

▶ 主要肌肉

　　股四头肌、臀大肌、核心肌群。

初始姿势

● 双脚开立，与肩同宽，脚尖向前。将瑞士球靠
　在箱上，背部抵住球；使用中背部与肩胛骨将
　球固定，双臂自然下垂于体侧。

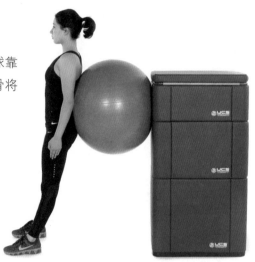

动作过程

● 慢慢屈髋屈膝下蹲，形似坐姿，球也随身体
　往下滚动，至大腿与地面平行。

● 保持该姿势 2~3 秒，臀部与腿部发力，回到
　初始姿势。重复规定次数。

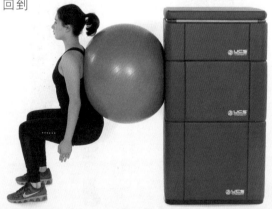

🏃 小提示

　下蹲时吸气，站起时呼气；运动过程中核心收紧，
　上身直立，膝盖不超过脚尖。

仰卧直抬腿

扫一扫，视频同步学

▶ **练习目的**

强化股四头肌力量，有助于前交叉韧带损伤、半月板损伤、内侧副韧带损伤、外侧副韧带损伤、髌股关节疼痛、髌腱炎的预防和康复。

▶ **主要肌肉**

股四头肌、髂腰肌。

初始姿势

- 身体仰卧于垫上，目视上方，双腿并拢，双臂伸展于体侧，双手成掌，掌心朝上。

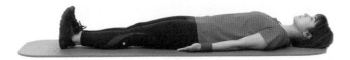

动作过程

- 保持上身和一侧腿姿势不变，另一侧腿向上伸展抬起至与垫面约成 30 度。
- 保持该姿势 2~3 秒，恢复至初始姿势。重复该动作至规定次数。
- 换对侧腿进行同样的抬腿动作。

腿部在抬起的过程中始终保持伸展，膝关节不要屈曲。

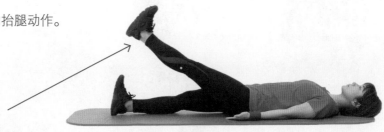

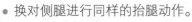 **小提示**

抬腿时呼气，还原时吸气；过程中如果大腿或臀部感到疼痛，应降低强度或立刻停止。

半蹲 – 斜下拉

扫一扫，视频同步学

▶ **练习目的**

增强腹部肌肉力量，有助于腹部肌肉拉伤的预防和康复。

▶ **主要肌肉**

腹内斜肌、腹外斜肌、股四头肌。

初始姿势

- 身体成直立站姿，目视前方，双脚分开宽于肩，双臂自然垂于体侧。

动作过程

- 保持双脚位置不变，躯干向一侧旋转约 45 度，双臂向同侧斜上方伸展，双手十指交握举过头顶。

- 保持双脚位置不变，双腿发力屈髋屈膝至半蹲，同时躯干前倾并向对侧旋转，双臂向对侧用力下拉至膝关节外侧。

- 保持该姿势 2~3 秒。重复该动作至规定次数。换对侧进行同样的动作。

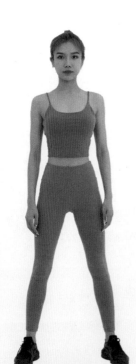
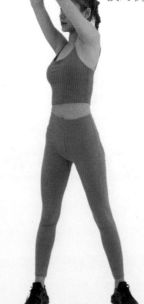
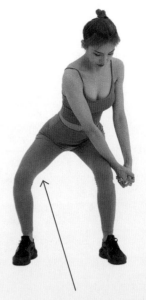

小提示

下拉时呼气，还原时吸气；过程中如果感到腹部疼痛，应降低强度或立刻停止。

膝关节不要外摆或内扣，不超过脚尖。

单腿 – 屈膝卷腹

扫一扫，视频同步学

▶ 练习目的

增强腹部肌肉力量，有助于腹部肌肉拉伤的预防和康复。

▶ 主要肌肉

腹直肌。

初始姿势

● 身体仰卧于垫上，目视上方，双臂置于体侧内
屈，双手置于臀部与垫子之间，一侧腿伸展，
另一侧腿屈髋屈膝。

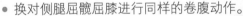

动作过程

● 保持下身姿势不变，腹部发力使躯干向上抬起
至最大限度。

● 保持该姿势 2~3 秒，恢复至初始姿势。重复该
动作至规定次数。

● 换对侧腿屈髋屈膝进行同样的卷腹动作。

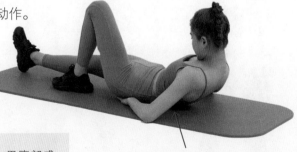

小提示

卷腹时呼气，还原时吸气；过程中如果腹部感
到疼痛，应降低强度或立刻停止。

核心收紧，腹部发力，向
上卷腹时，伸直腿不要抬
离地面。

其他角度

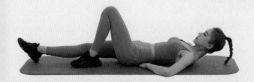

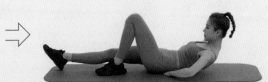

拉伸 - 腰部

扫一扫，视频同步学

▶ 练习目的

提升腰肌柔韧性，有助于下背部扭伤或拉伤的预防和康复。

▶ 主要肌肉

腰方肌、竖脊肌。

初始姿势

- 身体成直立站姿，目视前方，双脚分开宽于肩，双臂自然垂于体侧。

动作过程

- 保持躯干和腿部姿势不变，一侧手臂向上外展屈肘，手扶于脑后，另一侧手臂向下外展屈肘，手部扶于腰间。
- 保持腿部姿势不变，屈髋使躯干向扶腰手臂一侧前倾至下腰背部有中等强度的拉伸感。
- 保持该姿势 2~3 秒。重复该动作至规定次数。
- 换对侧进行同样的动作。

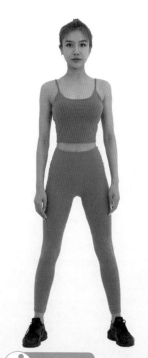
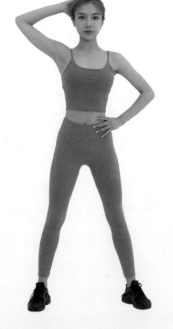
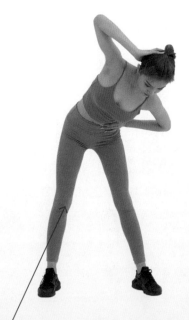

膝盖不要弯曲。

小提示

躯干前倾时呼气，还原时吸气；拉伸时如果腰部感到疼痛，应降低强度或立刻停止。

屈伸－下背部

扫一扫，视频同步学

▶ **练习目的**

强化背部肌肉力量、减少神经根刺激，有助于下背部扭伤或拉伤的、椎间盘突出的预防和康复。

▶ **主要肌肉**

竖脊肌、背阔肌、斜方肌。

初始姿势

- 身体俯卧于垫上，双脚分开与肩同宽，双臂置于体侧外展约 30 度，双手成掌，掌心向下。

头部与躯干成一条直线，颈部不要过度前伸。

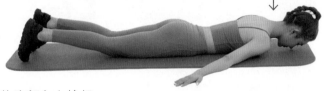

动作过程

- 保持下身姿势不变，躯干发力使胸部向上抬起到最大限度。

- 保持该姿势 2~3 秒，恢复至初始姿势。重复该动作至规定次数。

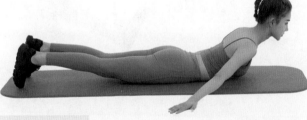

小提示

躯干抬起时呼气，还原时吸气；过程中如果背部感到疼痛，应降低强度或立刻停止。

其他角度

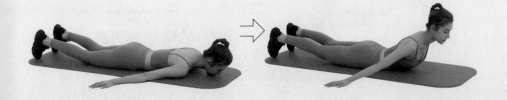

死虫动作

扫一扫，视频同步学

▶ **练习目的**

增强腹部肌肉力量，有助于臀肌拉伤、下背部扭伤或拉伤、腹部肌肉拉伤、椎间盘突出的预防和康复。

▶ **主要肌肉**

腹直肌、腹内斜肌、腹外斜肌。

初始姿势

- 身体仰卧于垫上，目视上方，双臂置于体侧，双腿屈髋屈膝。

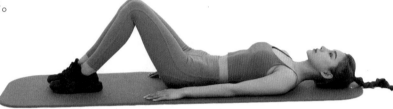

动作过程

- 保持躯干姿势不变，双臂向后上方伸展，双手成掌，掌心相对。腹部肌群发力使一侧腿向上屈髋屈膝，另一侧腿伸展但不接触垫面。
- 换对侧腿分别屈髋屈膝和伸展。
- 重复该动作至规定次数。

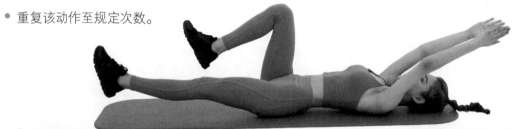

 小提示

全程保持均匀呼吸；过程中如果腹部感到疼痛，应降低强度或立刻停止。

控制双腿交替的动作频率，过快或过慢都不可取，与呼吸频率保持一致最为合适。

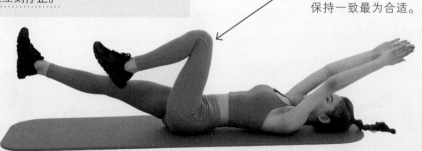

手指拉伸

扫一扫，视频同步学

▶ **练习目的**

提升手指灵活性，有助于腕关节扭伤、腕肌腱炎、腕关节骨折、三角纤维软骨复合体损伤、手指骨折、手指其他损伤的预防和康复。

▶ **主要肌肉**

指屈肌群。

初始姿势

● 身体坐于与膝盖同高的椅子之上，双脚分开宽于肩，双腿自然屈膝支撑，保持腰背挺直和头部中立位，躯干前倾约 45 度，双臂前屈，肘关节置于膝关节上，前臂自然伸展，双手自然下垂。

动作过程

● 保持身体姿势不变，双手伸展，掌心向下，五指用力分开至最大限度。

● 保持该姿势 2~3 秒，恢复至初始姿势。重复该动作至规定次数。

后背挺直，核心收紧，躯干稳定

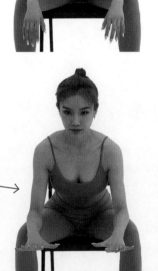

🏃 **小提示**

全程保持均匀呼吸；拉伸时如果手指感到疼痛，应降低强度或立刻停止。

其他角度

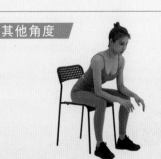

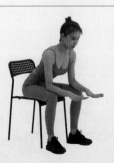

婴儿式

扫一扫，视频同步学

▶ **练习目的**

提升腰肌柔韧性，有助于下背部扭伤或拉伤的预防和康复。

▶ **主要肌肉**

背阔肌。

初始姿势

- 身体跪于垫上，双脚、双膝分开与髋同宽，胸腹部与大腿、大腿与小腿最大限度紧贴在一起，额头接触垫面，双臂前伸，前臂与双手掌心接触垫面。

动作过程

- 保持腿部姿势不变，躯干内屈，头部和双臂向膝盖移动，额头贴垫移至膝盖前侧，双臂屈肘移至膝盖两侧。
- 保持该姿势至规定时间。

注意感受下腰背部肌群的拉伸感。

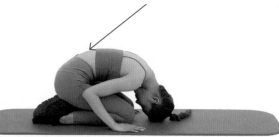

小提示

全程保持均匀呼吸；过程中如果背部感到疼痛，应降低强度或立刻停止。

其他角度

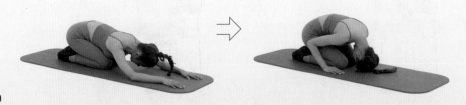

俯卧－挺身

▶ 练习目的

强化腰肌和背肌力量、减少神经根刺激，有助于下背部扭伤或拉伤、椎间盘突出的预防和康复。

▶ 主要肌肉

竖脊肌。

扫一扫，视频同步学

初始姿势

- 身体俯卧于垫上，双脚分开与肩同宽，双臂上抬屈肘，双手扶于双耳两侧。

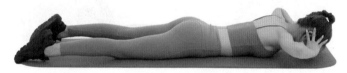

动作过程

- 保持下身姿势不变，背部发力使躯干向上抬起至最大限度。

- 保持该姿势 2~3 秒，恢复至初始姿势。重复该动作至规定次数。

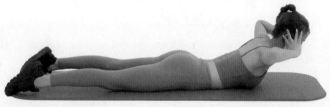

🏃 **小提示**

躯干抬起时呼气，还原时吸气；过程中如果背部感到疼痛，应降低强度或立刻停止。

其他角度

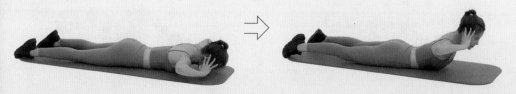

蚌式 – 开合

扫一扫，视频同步学

▶ **练习目的**

强化臀肌力量，有助于股四头肌挫伤、股四头肌拉伤、髋关节撞击综合征、髋关节盂唇撕裂的预防和康复。

▶ **主要肌肉**

臀中肌、阔筋膜张肌。

初始姿势

- 身体侧卧于垫上，双腿并拢且屈髋屈膝至足跟、臀部和躯干成一条直线；下侧手臂上屈，前臂置于头侧与垫子之间，上侧手臂内屈，手掌置于胸前，掌心接触垫面。

动作过程

- 保持躯干和下侧腿姿势不变，上侧腿由髋部发力外旋至最大限度。
- 保持该姿势 2~3 秒，恢复至初始姿势。重复该动作至规定次数。
- 换对侧腿进行同样的开合动作。

动作过程中始终保持骨盆向前。

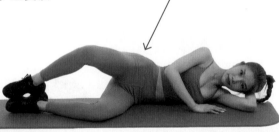

 小提示

髋部外旋时呼气，还原时吸气；过程中如果臀部感到疼痛，应降低强度或立刻停止。

其他角度

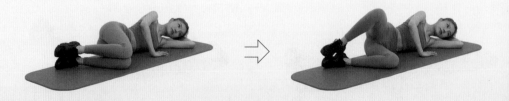

臀部拉伸

扫一扫，视频同步学

▶ **练习目的**

提升臀肌柔韧性，有助于臀肌拉伤的预防和康复。

▶ **主要肌肉**

臀大肌、臀中肌、臀小肌。

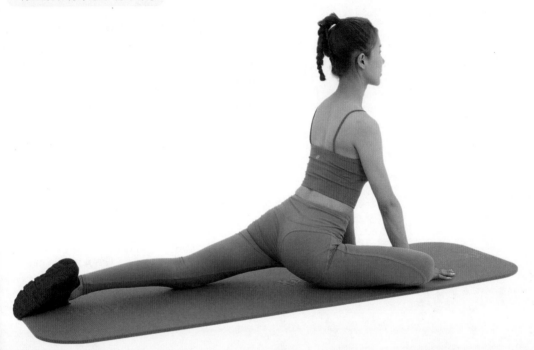

初始姿势

- 身体坐于垫上，腰背平直，目视前方，双臂下展，双手置于体前，掌心紧贴垫面；一侧腿向后伸展至脚背、膝关节紧贴垫面，另一侧腿向外屈髋并向内屈膝至最大限度，使臀部肌群有明显的拉伸感。

动作过程

- 保持该姿势至规定时间。
- 换对侧进行同样的拉伸动作。

其他角度

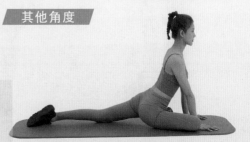

 小提示

全程保持均匀呼吸；拉伸时如果臀部感到疼痛，应降低强度或立刻停止。

173

动态拉伸 – 臀部

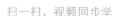

▶ **练习目的**

提升臀肌柔韧性，有助于臀肌拉伤的预防和康复。

▶ **主要肌肉**

臀大肌。

初始姿势

● 身体成直立站姿，目视前方，
双脚分开与肩同宽，双臂自然
垂于体侧。

 小提示

抬腿时吸气，还原时呼气；拉伸时
如果臀部感到疼痛，应降低强度或
立刻停止。

动作过程

● 保持躯干姿势不变，一侧腿单独支撑身体，另
一侧腿屈髋屈膝，双臂前屈，双手十指交叉抱
于屈膝腿膝盖下方。

● 保持躯干姿势不变，支撑腿足跟抬起，同时双
臂后移，牵拉屈膝腿尽量贴近身体。

● 保持该姿势 2~3 秒。重复该动作至规定次数。

● 换对侧腿进行同样的拉伸动作。

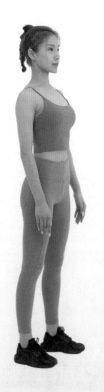

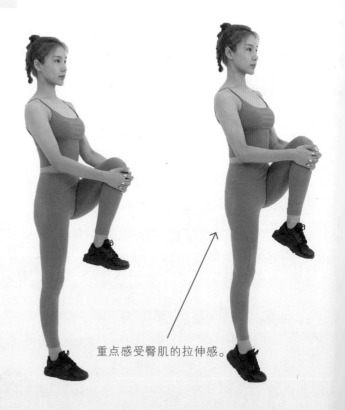

重点感受臀肌的拉伸感。

侧抬腿

扫一扫，视频同步学

▶ 练习目的

加强臀肌力量，有助于前交叉韧带损伤、半月板损伤、内侧副韧带损伤、外侧副韧带损伤、髌股关节疼痛、髋关节撞击综合征、髋关节盂唇撕裂的预防和康复。

▶ 主要肌肉

臀中肌、阔筋膜张肌。

初始姿势

- 身体侧卧于垫上，双脚并拢，双腿伸展，上侧手臂内屈，手掌置于胸前，掌心接触垫面，下侧手臂上屈，前臂置于头侧与垫子之间。

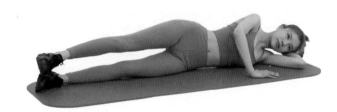

动作过程

- 保持躯干和下侧腿姿势不变，髋部发力使上侧腿外展至最大限度。
- 保持该姿势 2~3 秒，恢复至初始姿势。重复该动作至规定次数。
- 换对侧进行同样的外展动作。

动作过程中控制骨盆方向向前，腿与躯干在同一个平面。

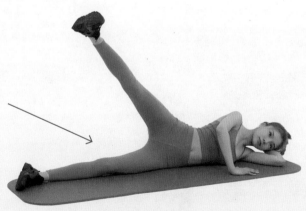

小提示

髋部外展时吸气，还原时呼气；过程中如果臀部感到疼痛，应降低强度或立刻停止。

跪姿 - 胸部拉伸

扫一扫，视频同步学

▶ **练习目的**

提升胸肌柔韧性，有助于肩袖损伤、肩峰下撞击综合征的预防和康复。

▶ **主要肌肉**

胸大肌、胸小肌。

初始姿势

● 身体跪坐于垫面，躯干平直，目视前方，双脚和双膝分开与髋同宽，臀部与足跟、大腿与小腿紧贴，双臂后屈，双手交握于腰背部。

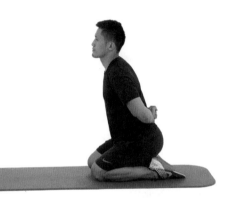

动作过程

● 保持下身姿势不变，用力伸展躯干，挺胸、展肩、收缩肩胛骨至胸部有拉伸感。

● 保持该姿势 2~3 秒，恢复至初始姿势。重复该动作至规定次数。

动作过程始终保持头部中立位。

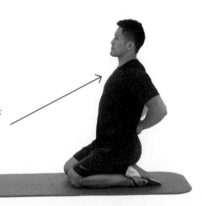

🏃 **小提示**

肩关节水平后展时呼气，还原时吸气；拉伸时如果胸部或背部感到疼痛，应降低强度或立刻停止。

其他角度

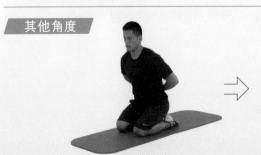

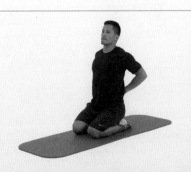

小腿拉伸

扫一扫，视频同步学

▶ 练习目的

　提升小腿三头肌柔韧性，有助于跟腱炎、跟腱断裂的预防和康复。

▶ 主要肌肉

　比目鱼肌、腓肠肌。

初始姿势

- 身体成弓步站姿，躯干前倾，目视前方，前侧腿屈髋屈膝，后侧腿完全伸直，双臂前伸，双手扶于椅背之上。

动作过程

- 双脚位置固定，前侧腿膝关节前移，髋关节伸展下压，后侧腿保持完全伸直。
- 保持该姿势至规定时间。
- 换对侧腿进行同样的拉伸动作。

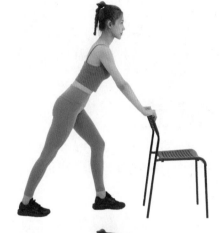

重心前移的同时保持双脚位置不变，脚掌始终完全接触地面。

🏃 小提示

全程保持均匀呼吸；拉伸时如果小腿感到疼痛，应降低强度或立刻停止。

其他角度

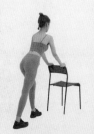 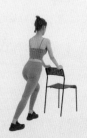

站姿 - 肩部激活

扫一扫，视频同步学

▶ **练习目的**

强化肩胛带肌群力量，有助于肩关节脱位、肩关节盂唇撕裂、肩袖损伤、肩峰下撞击综合征的预防和康复。

▶ **主要肌肉**

三角肌、冈上肌、冈下肌、小圆肌、肩胛下肌。

初始姿势

● 身体成直立站姿，目视前方，双脚分开与肩同宽，双臂自然垂于体侧。

🏃 小提示

全程保持均匀呼吸；过程中如果肩部感到疼痛，应降低强度或立刻停止。

动作过程

● 保持躯干和腿部姿势不变，双臂前平举，双手握拳，拳心相对，拇指朝上。

● 保持躯干和腿部姿势不变，双臂水平向后屈肘90 度，双手保持，拳心相对，拇指朝上。

● 保持躯干和腿部姿势不变，肩袖肌群发力使双臂以上臂为轴外旋 90 度，前臂垂直于地面，双手保持，拳心相对，拇指朝后。

● 恢复至初始姿势。重复该动作至规定次数。

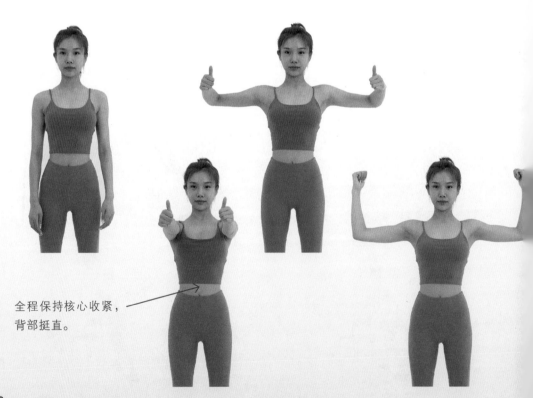

全程保持核心收紧，背部挺直。

肩部画圈

扫一扫，视频同步学

▶ 练习目的

提升肩关节灵活性，有助于肩关节脱位、肩关节盂唇撕裂的预防和康复。

▶ 主要肌肉

肩部肌群。

初始姿势

- 身体成直立站姿，目视前方，双脚分开与肩同宽，双臂自然垂于体侧。

动作过程

- 保持躯干和腿部姿势不变，肩胛骨发力，使双肩以肩关节为轴依次向前、向上、向后、向下缓慢环绕转动 360 度。

- 重复该动作至规定次数。

小提示

全程保持均匀呼吸；过程中如果肩部感到疼痛，应降低强度或立刻停止。

重点体会肩的灵活转动。

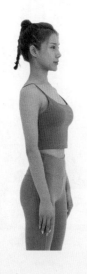

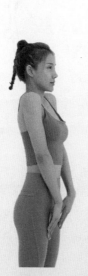

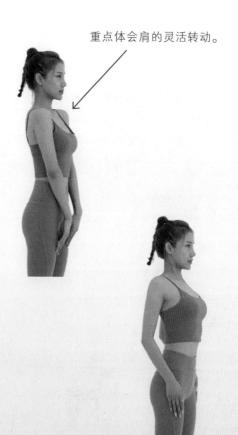

179

坐姿－腿部后侧拉伸

扫一扫，视频同步学

▶ **练习目的**

提升腘绳肌的柔韧性，有助于腘绳肌肌腱炎、腘绳肌拉伤的预防和康复。

▶ **主要肌肉**

腘绳肌、腓肠肌。

初始姿势

- 身体坐于与膝盖同高的椅子之上，仅臀部与椅面前侧接触，躯干直立，目视前方，双脚分开与肩同宽，一侧腿自然屈膝支撑，另一侧腿伸展，足跟着地，脚尖略微内勾，双臂前伸，双手置于双膝上方。

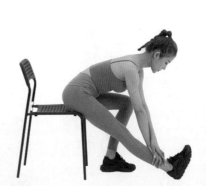

动作过程

- 保持腿部姿势不变，屈髋使躯干下俯，同时双臂伸展，双手交叠并从伸展腿膝盖处沿腿部下移至脚踝处。

- 保持该姿势至规定时间。

- 换对侧腿进行同样的拉伸动作。

🏃 **小提示**

全程保持均匀呼吸；拉伸时如果腿部感到疼痛，应降低强度或立刻停止。

其他角度

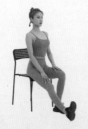

⇨

坐姿 - 腘绳肌拉伸

扫一扫，视频同步学

▶ 练习目的

提升腘绳肌柔韧性，有助于腘绳肌肌腱炎、腘绳肌拉伤的预防和康复。

▶ 主要肌肉

腘绳肌、腓肠肌。

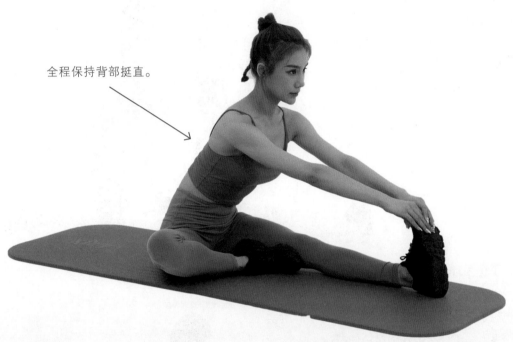

全程保持背部挺直。

初始姿势

- 身体坐于垫上，躯干略微前倾，目视前方，一侧腿向前伸展，另一侧腿向外屈髋并向内屈膝至最大限度，脚掌紧贴对侧腿的大腿内侧，双臂前展，双手扶住伸展腿的脚尖。

动作过程

- 保持该姿势至规定时间。
- 换对侧腿进行同样的拉伸动作。

其他角度

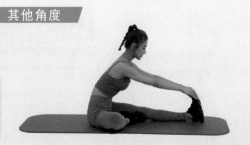

🏃 **小提示**

全程保持均匀呼吸；拉伸时如果大腿感到疼痛，应降低强度或立刻停止。

搭档 – 坐姿 – 腘绳肌拉伸

扫一扫，视频同步学

▶ 练习目的

提升腘绳肌柔韧性，有助于腘绳肌肌腱炎、腘绳肌拉伤的预防和康复。

▶ 主要肌肉

腘绳肌、腓肠肌。

初始姿势

- 训练者身体坐于垫上，躯干直立，目视前方，双腿并拢向前伸展，双臂自然垂于体侧，双手掌心朝下接触垫面。辅助者单膝跪在垫上，位于训练者身后约一臂远位置，双手手掌扶于训练者肩部。

膝盖不要屈曲。

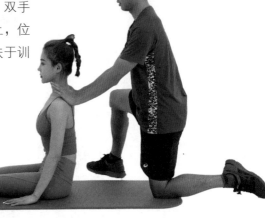

动作过程

- 辅助者屈髋俯身，双臂发力向前推动训练者，使训练者躯干前倾；同时训练者保持腿部姿势不变，双臂向前伸展，双手伸够双脚脚尖至大腿后侧肌群有中等强度拉伸感。

- 保持该姿势至规定时间。

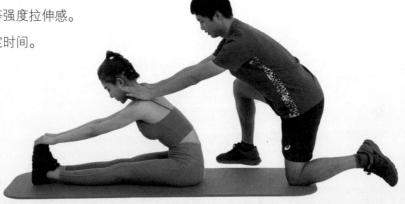

🏃 **小提示**

全程保持均匀呼吸；拉伸时如果大腿感到疼痛，应降低强度或立刻停止。

站姿 – 大腿前侧拉伸

▶ 练习目的

提升股四头肌柔韧性，有助于髋关节盂唇撕裂、髋关节撞击综合征的预防和康复。

扫一扫，视频同步学

▶ 主要肌肉

股四头肌。

初始姿势

- 身体成直立站姿，目视前方，双脚分开与肩同宽，双臂自然垂于体侧。

动作过程

- 保持躯干姿势不变，一侧腿单独支撑身体，另一侧腿向后屈膝，同侧手臂后摆，用手抓住该侧脚背并将脚向臀部牵拉至大腿前侧肌群有中等强度拉伸感。
- 保持该姿势至规定时间。
- 换对侧腿进行同样的拉伸动作。

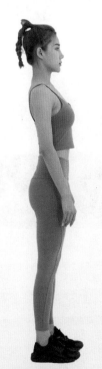

全程保持核心收紧，背部挺直。

其他角度

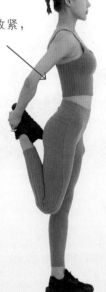

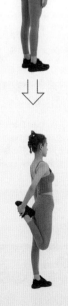

小提示

全程保持均匀呼吸；拉伸时如果大腿前侧感到疼痛，应降低强度或立刻停止。

髋内收肌练习

扫一扫，视频同步学

▶ **练习目的**

强化大腿肌肉力量，有助于前交叉韧带损伤、半月板损伤、髌股关节疼痛的预防和康复。

▶ **主要肌肉**

大收肌、长收肌、短收肌、耻骨肌、股薄肌。

初始姿势

- 身体侧卧于垫上，下侧腿伸展，脚略微抬起；上侧腿屈膝，脚置于下侧腿大腿前侧支撑身体；上侧手臂内屈，手掌置于胸前，掌心接触垫面；下侧手臂上屈，手部置于脑后。

动作过程

- 下侧腿上抬至最大限度。
- 保持该姿势 2~3 秒，恢复至初始姿势。重复该动作至规定次数。
- 换对侧腿进行同样的动作。

核心收紧，躯干保持不动，重点体会内收肌发力。

🏃 **小提示**

上抬时呼气，还原时吸气；过程中如果大腿感到疼痛，应降低强度或立刻停止。

其他角度

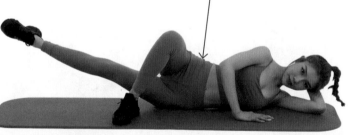

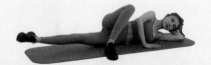 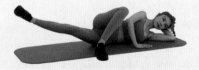

单脚 - 站立

扫一扫，视频同步学

▶ 练习目的

训练踝关节本体感觉，有助于踝关节扭伤、跟腱炎、跟腱断裂的预防和康复。

▶ 主要肌肉

腓肠肌、比目鱼肌、胫骨前肌、腘绳肌。

初始姿势

● 身体成直立站姿，目视前方，双脚分开与肩同宽，双臂外展并向内屈肘，双手扶于腰间。

动作过程

● 保持躯干和手臂姿势不变，一侧腿单独支撑身体，另一侧腿向后屈膝约 90 度，同时脚背尽量绷直。

● 保持该姿势至规定时间。

● 换对侧腿进行同样的屈膝动作。

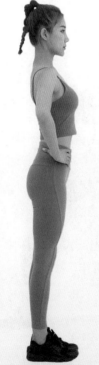

动作过程中始终保持躯干收紧，控制身体平衡。

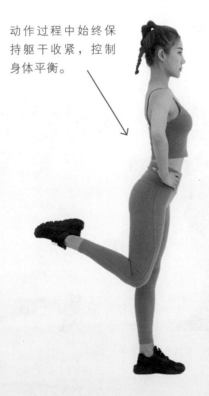

其他角度

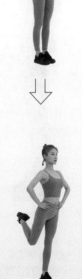

小提示

全程保持均匀呼吸；过程中如果脚踝或腿部感到疼痛，应降低强度或立刻停止。

弓步走

扫一扫，视频同步学

▶ 练习目的

强化大腿肌肉力量，有助于半月板损伤、前交叉韧带损伤、内侧副韧带、外侧副韧带损伤的预防和康复。

▶ 主要肌肉

股四头肌、腘绳肌 、臀大肌、腓肠肌、比目鱼肌、胫骨前肌。

初始姿势

- 身体成直立站姿，目视前方，双脚分开与肩同宽，双臂外展并向内屈肘，双手扶于腰间。

动作过程

- 保持躯干和手臂姿势不变，一侧腿单独支撑身体，另一侧腿向前屈髋屈膝 90 度。

- 前侧腿向前迈出一大步，躯干随之前移且重心下降，后侧腿屈膝 90 度，前侧腿脚掌落地后屈髋屈膝 90 度成弓步姿势。

- 双腿发力使躯干上移至双腿完全伸展。换对侧进行同样的弓步走动作。

- 重复该动作至规定次数。

全程保持核心收紧，背部挺直。

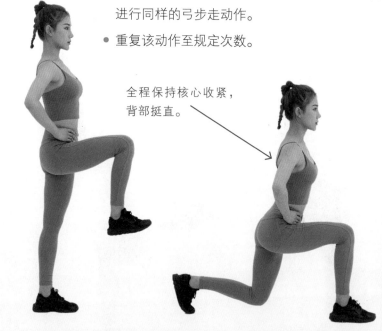

🏃 **小提示**

下蹲时吸气，站起时呼气；过程中如果臀部或腿部感到疼痛，应降低强度或立刻停止。

搭档－仰卧－腘绳肌拉伸

扫一扫，视频同步学

▶ 练习目的

提升腘绳肌柔韧性，有助于腘绳肌肌腱炎、腘绳肌拉伤的预防和康复。

▶ 主要肌肉

腘绳肌。

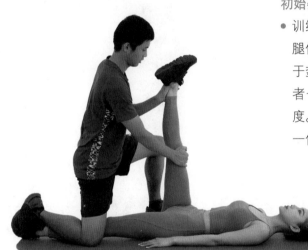

初始姿势

- 训练者身体仰卧于垫上，目视上方，双腿伸展，双臂置于体侧。辅助者单膝跪于垫上，位于训练者膝盖外侧，将训练者一侧腿向上伸展抬起至髋关节成 90 度。辅助者一侧手握住训练者脚踝，另一侧手扶住训练者膝盖。

动作过程

- 辅助者上侧手臂发力向前推，使训练者腿部向躯干下压至大腿后侧肌群有中等强度拉伸感，同时下侧手臂发力向后拉，防止训练者膝盖弯曲。
- 保持该姿势至规定时间。
- 换对侧腿进行同样的拉伸动作。

拉伸过程中膝盖不要弯曲。

🏃 小提示

全程保持均匀呼吸；拉伸时如果大腿感到疼痛，应降低强度或立刻停止。

跪姿 – 股四头肌拉伸

扫一扫，视频同步学

▶ **练习目的**

提升股四头肌柔韧性，有助于髌腱炎、股四头肌挫伤和股四头肌拉伤、髋关节撞击综合征、髋关节盂唇撕裂的预防和康复。

▶ **主要肌肉**

股四头肌。

初始姿势

● 身体跪坐于垫面，躯干直立，目视前方，双脚和双膝分开与髋同宽，臀部与足跟、大腿与小腿紧贴，双臂伸展，双手分别握住两侧脚部。

动作过程

● 保持脚部和小腿姿势不变，臀部上抬并前移，伸髋伸膝至髋关节完全伸展，同时躯干后伸、头部后仰至大腿前侧肌群有中等强度拉伸感。

● 保持该姿势至规定时间。

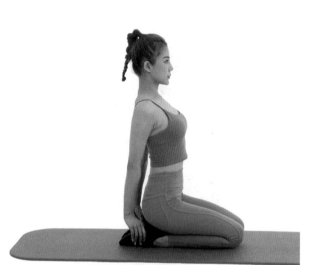

拉伸时双臂在身后伸直提供保护。

小提示

全程保持均匀呼吸；拉伸时如果大腿感到疼痛，应降低强度或立刻停止。

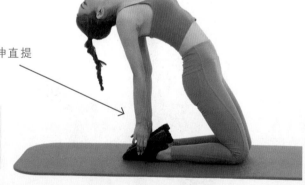

其他角度

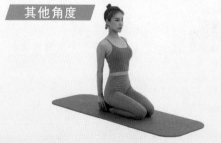 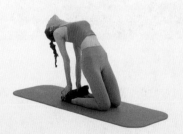

箱式深蹲

扫一扫，视频同步学

▶ **练习目的**

强化大腿肌肉力量，有助于半月板损伤的预防和康复。

▶ **主要肌肉**

股四头肌、臀大肌。

初始姿势

- 身体成直立站姿，目视前方，双脚分开与肩同宽，双臂自然垂于体侧，身后约 20 厘米处放置一张与膝盖等高的椅子。

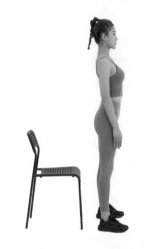

动作过程

- 保持双脚位置不变，屈髋屈膝下蹲至臀部碰触椅子边缘，同时躯干前倾，双臂前平举，双手成掌，掌心相对。
- 保持该姿势 2~3 秒，恢复至初始姿势。重复该动作至规定次数。

全程保持核心收紧，背部挺直。

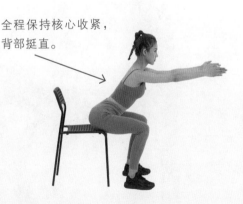

🏃 **小提示**

下蹲时吸气，站起时呼气；过程中如果大腿感到疼痛，应降低强度或立刻停止。

▎ **其他角度**

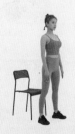 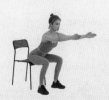

热身 – 膝关节

▶ **练习目的**

提升膝关节的灵活性，有助于内侧副韧带损伤、外侧副韧带损伤的预防和康复。

▶ **主要肌肉**

腓肠肌、股四头肌、腘绳肌、胫骨前肌。

初始姿势

- 身体成直立站姿，目视前方，双脚分开与肩同宽，双臂自然垂于体侧。

动作过程

- 保持双脚位置不变，下肢肌肉发力屈膝 90 度，躯干前倾约 45 度，双臂外展并向内屈肘，双手扶于膝盖之上。
- 臀部向上抬起至膝关节完全伸展，同时展髋至 90 度，双臂亦完全伸展。
- 恢复至初始姿势。重复该动作至规定次数。

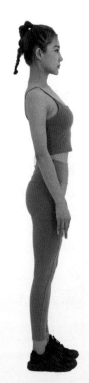
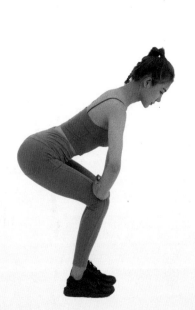
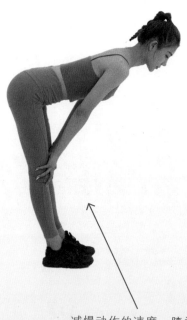

减慢动作的速度，膝关节伸展时切勿锁死。

 小提示

全程保持均匀呼吸；过程中如果膝盖感到疼痛，应降低强度或立刻停止。

搭档 – 俯卧 – 腘绳肌被动练习

扫一扫，视频同步学

▶ **练习目的**

强化腘绳肌力量，有助于腘绳肌肌腱炎、腘绳肌拉伤的预防和康复。

▶ **主要肌肉**

腘绳肌。

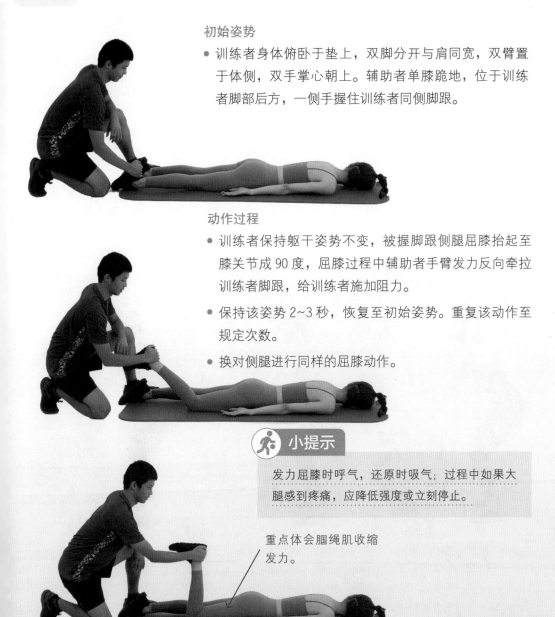

初始姿势

- 训练者身体俯卧于垫上，双脚分开与肩同宽，双臂置于体侧，双手掌心朝上。辅助者单膝跪地，位于训练者脚部后方，一侧手握住训练者同侧脚跟。

动作过程

- 训练者保持躯干姿势不变，被握脚跟侧腿屈膝抬起至膝关节成 90 度，屈膝过程中辅助者手臂发力反向牵拉训练者脚跟，给训练者施加阻力。
- 保持该姿势 2~3 秒，恢复至初始姿势。重复该动作至规定次数。
- 换对侧腿进行同样的屈膝动作。

小提示

发力屈膝时呼气，还原时吸气；过程中如果大腿感到疼痛，应降低强度或立刻停止。

重点体会腘绳肌收缩发力。

191

主动拉伸 –
动态瑞士球手腕环转

扫一扫，视频同步学

▶ **练习目的**

提升腕关节的灵活性，有助于腕关节扭伤、腕肌腱炎、腕关节骨折、三角纤维软骨
复合体损伤、手指骨折、手指其他损伤的预防和康复。

▶ **主要肌肉**

桡侧前屈肌、尺侧腕屈肌、桡侧胞伸肌、尺侧腕伸肌。

初始姿势

- 身体站于瑞士球前约半臂距离，双脚
  分开与肩同宽，双腿屈髋 90 度、屈
  膝 45 度使身体成半蹲姿势，一侧手
  臂向前斜下方伸展，手掌微屈，手指
  伸直，指尖放于瑞士球顶端表面上，
  另一侧手臂向下伸展，手扶于同侧膝
  关节之上。

动作过程

- 保持身体姿势不变，腕关节以顺时针方向旋转，
  使瑞士球旋转的同时目标肌肉也有中等强度拉
  伸感。

- 旋转至规定次数或时间。

- 保持身体姿势不变，腕关节以逆时针方向旋转，
  使瑞士球旋转的同时目标肌肉也有中等强度拉
  伸感。

- 旋转至规定次数或时间。

- 换对侧手臂进行同样的动作。

身体放松，不要弓背。

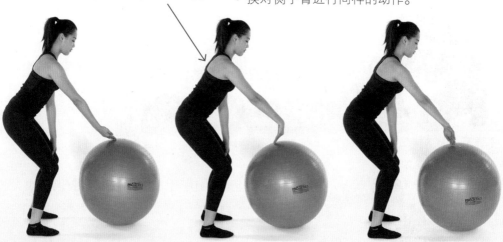

🏃 **小提示**

全程保持均匀呼吸；过程中如果手腕感到疼痛，
应降低强度或立刻停止。

第 11 章

常见疑问与误区

1 为什么做完手术后肌肉会萎缩？

手术后患者通常需要卧床休息一段时间，尤其是骨科手术后，患者需要让手术部位保持静止，而长期静止就会使肌肉处于失用状态。失用状态下，肌肉的蛋白质合成率降低而分解率上升，同时细胞死亡增多，直观上就会表现为肌肉力量下降，体积减小，引起失用性肌肉萎缩。因此，患者在做完手术后必须尽早进行康复治疗，通过运动疗法来防止肌肉发生进一步的萎缩，并通过抗阻训练、耐力训练以及理疗并搭配适当的营养干预来促进肌肉的恢复和生长。

2 打篮球受伤，X光片检查发现骨头没事，休息几天后也消肿了，是不是就没事了？

并不是这样。X光片检查主要是通过密度的观察来判断骨骼的情况，当发生骨折时，骨折部位的密度会变低，但是X光片对软组织的显影效果很差，这些软组织包括韧带、肌肉、肌腱、关节软骨等。如果发生了肩袖损伤、前交叉韧带损伤、距腓韧带损伤、半月板损伤等，无法通过X光片检查判断。即使休息几天后消肿了，依然不能排除软组织受伤的可能。因此，最好及时进行磁共振成像检查以便观察软组织的情况，而不能单纯地根据X光片检查结果来判断。

3 打完篮球后感觉很渴，可以大量喝水吗？

不可以。人体在打篮球的过程中，往往会排出很多的汗液，因此身体会流失大量的水分，导致口渴。人体在排出汗液的同时，还会流失很多热量和盐分，在这种情况下如果立即摄入大量的水，首先会增加血液系统和消化系统的负担，尤其是会增加心脏的负担；其次，在本就损失大量盐分的同时又摄入大量的水分，会使血液中盐的含量更低，容易引发肌肉抽筋、头疼、呕吐等多种不良反应。因此在打完篮球喝水时，应该先用水漱口后吐出，然后少量多次饮水，也可以喝富含电解质的运动饮料。

4 打篮球容易造成膝关节积液吗？

正常情况下打篮球不会造成膝关节积液，如果打完篮球后发现膝关节有明显的肿大，那么一般会考虑膝关节周围的软组织可能发生了损伤。例如体重过重，打篮球时的跑跳对膝关节造成的应力就大；或者膝关节有炎症或软骨的磨损，再加上进行需要大量的跑跳、扭转、急停急转动作的篮球运动，就会对膝关节造成极大的负担，进一步加重炎症反应，造成积液。因此如果膝关节状况不是很好，同时打篮球的时间比较长或者动作剧烈，就比较容易造成膝关节的肿胀，所以建议有以上情况的运动员应注意减少运动时间与降低运动强度。

5　为什么加强核心力量训练可以预防前交叉韧带损伤？

多项科学研究表明，人体核心区域（腰椎 - 骨盆 - 髋关节复合体）与前交叉韧带损伤之间存在密切的关联。因为人体的躯干部分的重量占到身体总重量的三分之一，所以人体在落地时躯干位置的变化会极大地影响膝关节所承受的压力。如果在落地时主动屈曲躯干，增大躯干与髋关节屈曲角度，躯干的重心就会更靠近膝关节，从而减少此时膝关节所承受的力量，提升膝关节的动态稳定性，从而减小前交叉韧带损伤的概率。因此如果要预防前交叉韧带损伤，建议加强核心力量训练。

6　前交叉韧带损伤后，保守治疗还是手术治疗？

一般情况下，前交叉韧带未完全断裂、未感到膝关节不稳的患者，或者年龄较大、前交叉韧带损伤后愿意改变生活运动方式、不再进行剧烈运动的患者，可以考虑选择保守治疗。还有一些特殊人群，例如年龄较小的儿童，其骨骼尚未发育成熟，前交叉韧带重建术可能会影响儿童的生长发育，可以先选择保守治疗，待骨骼发育成熟后再进行手术治疗。而前交叉韧带完全失效的中、青年人或运动爱好者，应选择以手术的方式来恢复膝关节的稳定性，以防止膝关节不稳带来的一系列问题。

7 **前交叉韧带损伤后，为什么医生建议手术之前也要进行康复训练？**

相关研究表明，如果患者在手术前膝关节肿胀、疼痛且活动度受限，那么在手术后发生膝关节僵硬粘连的概率会很大。因此，在进行前交叉韧带重建手术前让患者进行适当的康复训练，使患者的膝关节肿胀程度减轻并恢复全范围的活动度、股四头肌和腘绳肌恢复力量，从而重新建立一个正常步态，就可以显著降低这些患者术后膝关节僵硬的风险，而这些患者之后的康复进程通常也会比没有进行术前康复训练的患者顺利。因此建议患者在手术前进行适当的康复训练。

8 **前交叉韧带手术后训练膝关节灵活性时，应该更注重弯曲膝关节还是伸直膝关节？**

对于大部分前交叉韧带重建术后的患者来说，更加注重屈曲膝关节，但其实，伸直膝关节也非常重要，甚至比屈曲膝关节更加重要。膝关节的伸直功能，会影响正常的步态，如果膝关节不能完全伸直，就代表大腿前侧的股四头肌不能完全发力，同时可能引起大腿后侧腘绳肌挛缩，长此以往就会引起关节僵硬，表现为站不直、长短腿、跛行，继而引发腰酸背痛和骨盆倾斜，严重影响正常生活。因此在前交叉韧带重建术后，患者不光要注重屈曲膝关节，更要注重伸直膝关节。

9 前交叉韧带重建术后没有专业的测试设备，怎么通过简单的测试来判断是否能重返篮球运动？

如果没有专业的测试设备，往往无法判断术后到底恢复到什么程度才能安心地重返篮球运动。在膝关节松弛度、膝关节力量和活动度等达到正常水平后，可以通过跳跃测试来辅助判断患者是否能重返篮球运动。测试主要通过单腿跳的方式来进行。需要测试单腿一次性向前跳的距离、单腿连续三级跳的距离以及单腿跳 6 米所用的时间，然后对比健侧腿与患侧腿的结果，如果患侧腿的结果能达到健侧腿的 90%，那么患者大概率就可以重返篮球运动了。

10 美国职业篮球联赛的球员前交叉韧带重建术后半年就能重返赛场，非篮球运动员也可以吗？

一般不建议非篮球运动员在术后半年就进行高强度的篮球比赛。美国职业篮球联赛的球员之所以能在术后半年就重返赛场，其原因在于他们本身优于常人的身体素质、科学系统的康复体能训练以及一些来自俱乐部、赞助商等的压力。然而，术后半年重返赛场依然存在移植物生物愈合时间不足的问题，此时再断裂概率较高，大多数球员都需要一年以上的时间才能重回伤前的竞技状态。因此，前交叉韧带重建术后一定不能急于重返运动，必须等膝关节功能回到正常水平，移植物生物愈合达到一定程度，并通过医院的相关检查后才能进行激烈的篮球比赛。

11 **肩袖手术后需要做多久的康复训练才可以恢复正常生活?**

肩袖手术后患者通常需要佩戴 4~6 周的外展支具并充分休息,然后才能逐步进行肩关节各方面的活动。肩袖手术后必须进行规律的康复训练,才能使肩关节功能逐步恢复正常。一般来说,肩袖手术后 3 个月,周围组织便可以牢固愈合,此时日常生活所需功能已基本具备;术后半年肩袖周围组织即可恢复原水平的大半,此时可以适当进行重体力活动;如果想重返篮球运动,那么大概术后 1 年可以恢复到原先的运动水平。

12 **我的髋部没有撞到哪里,怎么会得髋关节撞击综合征呢?**

髋关节撞击综合征是中青年运动人群髋痛的常见原因,在篮球运动员和篮球爱好者中,髋关节撞击综合征较为高发。髋关节撞击综合征不是髋部撞到什么东西造成的,而是股骨头和髋臼不匹配,在股骨头转动时发生股骨头颈部和髋臼边缘碰撞和摩擦,引起的髋臼盂唇和关节软骨损伤。髋关节撞击综合征通常表现为腹股沟、臀部、大腿外侧疼痛,疼痛呈间歇性,体育运动、爬山爬楼、髋关节扭转、蹲坐起立、久坐久行后疼痛会加重。一旦发现自己有这些症状且无法自行缓解,要及时就医。

13　膝关节手术后先在床上休息一个月是正确的做法吗？

不正确。膝关节手术后必须尽早进行康复治疗。一般来说，膝关节手术后患侧下肢的肌肉力量和关节灵活性都会出现不同程度的减弱和降低，如果此时再卧床一个月，完全不进行任何活动，那么膝关节的功能将会退化得更加严重。因此，膝关节手术后第二天，就要从简单的床上踝泵、股四头肌收缩等动作开始进行康复训练，如此才能尽早地恢复正常的功能。

14　足底筋膜炎能够被完全治愈吗？

足底筋膜炎是可以被完全治愈的。足底筋膜炎通常是由于足底软组织受到反复的过度挤压、牵伸过度或者过量运动产生的慢性劳损性损伤。一般减少足底压力、更换软底鞋或者定制矫形鞋垫、放松足底软组织张力，并配合功能锻炼和肌肉贴扎技术，大多数患者一个月左右即可完全恢复。但需要注意的是，治疗过程中需要纠正不良的生活习惯和站姿，否则足底筋膜炎很难被治愈。

15 崴脚之后应该冰敷还是热敷？

崴脚之后应该采取先冷敷、后热敷的方式来处理。因为崴脚之后局部毛细血管会破裂，所以在崴脚后 48 小时内，用冰袋冷敷可促进血管收缩，减少周围组织渗出，使肿胀不再加剧，同时冷敷还可以减少组织的炎性物质释放从而缓解疼痛。如果现场没有冰袋，可就地取材用雪糕等暂时替代。而崴脚 48 小时后可以进行热敷，此时热敷可以促进局部的代谢，促进淤血的吸收，加速消除踝关节肿胀和疼痛。

16 崴脚后可以擦红花油或者按摩吗？

很多人崴脚后都会第一时间想到擦红花油或者按摩来缓解疼痛和肿胀，但其实在崴脚后 48 小时内，不应使用活血化瘀的药物和进行有活血化瘀作用的活动。因为崴脚之后扭伤部位皮下组织会有出血和水肿的情况，如果刚扭伤时就使用红花油，会加重出血和肿胀。因此应在损伤 48 小时后，考虑适当地使用一点儿红花油；同时也不推荐进行大力按摩，以防进一步损伤踝关节周围的软组织。

17 崴脚后最好的恢复方法是卧床吗？

如果崴脚之后发生了局部肿胀的情况，那么在急性期进行卧床休息是有必要的，同时应佩戴支具、护具进行保护。若患者继续进行运动或重体力活动，只会加重踝关节肿胀，引起疼痛加剧，不利于组织的恢复，后期很容易导致踝关节恢复不良从而引起相应的后遗症。患者在卧床休息时，最好将患肢抬高，从而保证下肢静脉回流，有利于消除肿胀和缓解疼痛。等度过急性期后，再慢慢尝试有保护下的部分负重行走并辅以适当的功能锻炼。

18 怎样尽量减少和避免肌肉拉伤？

减少和避免肌肉拉伤，首先就是要在运动前做好充分的热身运动，热身时长一般控制在 10~20 分钟，以主动拉伸和强度较低的运动为主，从而唤醒肌肉，给肌肉一个逐渐适应的过程。其次就是要选择合适的运动量，避免运动过量造成疲劳，从而引起肌肉拉伤。最后就是要学习正确规范的动作，因为不规范的动作不但达不到运动目的，还可能会适得其反，造成各种损伤。

19 肩关节脱位自行复位后是不是就不用再采取别的措施了？

并不是这样。患者在肩关节脱位并自行复位后，应首先进行 X 光片检查，明确是否已经成功复位；其次使用肩肘吊带将患肢固定于胸前一个月左右，让损伤的盂唇和关节囊愈合，避免肩关节受到上肢的重力牵拉作用，并限制肩关节的过度活动，尤其要避免肩关节外展、外旋；最后需要在可耐受范围内进行必要的功能锻炼，扩大肩关节的活动度以及强化上肢肌肉力量，提升肩关节的稳定性，同时也可以使用对症的外用药物和进行理疗，加速肩关节功能恢复。

20 肩关节脱位后容易发生二次脱位吗？

对于发生过肩关节脱位的患者，如果治疗不得当，是很容易发生二次脱位的。这是由肩关节本身的解剖结构造成的。肩关节属于球窝关节，可以进行 6 个方向的活动，属于活动度很大的关节，也属于灵活性好但稳定性差的关节。发生过肩关节脱位的患者的肩关节盂唇和关节囊都会受到损伤，即使复位，也可能存在无法愈合的情况，在这种情况下，一旦肩关节承重太大，就容易发生二次脱位。因此在肩关节脱位后，一定要强化肩关节周围肌肉的力量，这在一定程度上可以提升肩关节的稳定性。如果肩关节脱位超过两次，那要考虑进行手术治疗。

21 为什么一侧膝关节受伤之后另一侧膝关节也开始疼？

一侧膝关节受伤后没多久，另一侧没有受伤的膝关节也开始疼痛，这是临床上一个非常常见的现象。其实造成这一现象的原因很简单：人体一侧膝关节受伤时，往往会因为疼痛而不自觉地在行走时将大部分体重转移到没有受伤的腿上，长此以往健侧腿就承受了过多的压力，因此就会慢慢地产生劳损。如果不尽快改善这一行为，不仅会影响健侧腿，不正确的站姿和步态甚至还会影响到骨盆和腰椎等部位。因此，当一侧膝关节受伤时，应该尽快接受相应的治疗，尽快恢复正常步态，避免影响到身体其他部位。

22 发生肌腱炎可以按摩吗？

一般无菌性肌腱炎在急性期是不可以按摩的，按摩容易导致炎症部位刺激加重，局部炎性渗出液反而会增多，局部肿胀与疼痛会更加严重。发生急性期肌腱炎后要做的应该是充分休息，并借助药物和理疗来缓解疼痛和减轻炎症反应。急性期过后，肌腱炎可能会引起局部组织不同程度的粘连，此时可以进行适当的按摩治疗，从而可以有效地松解粘连的组织。

23　软骨损伤后可以通过休息来治愈吗？

通常所说的软骨一般指的是覆盖在骨表面的透明软骨，例如膝关节表面的软骨。这类软骨由于缺乏血管和神经支配，通常需要关节滑液来提供营养，一旦损伤是不可再生的，所以软骨损伤后单靠休息是不可以治愈的。患者必须积极进行对症的药物治疗、理疗以及康复训练，营养软骨，消除炎性反应，强化周围肌肉力量，缓解受伤部位的骨关节压力，避免软骨组织的进一步损伤，防止发生骨性关节炎。

24　半月板手术后多久可以下地行走？

半月板手术主要分为半月板切除和半月板缝合。对于进行半月板切除的患者，一般术后第一天就可以尝试下地行走，但最好不要全部负重，可以在家中找一个体重秤，将患侧脚踩在上面，从体重的 10% 开始逐步增加负重，让膝关节慢慢适应。而对于半月板缝合的患者，建议术后 1 周开始负重，也从体重的 10% 开始逐步增加负重，并尝试做左右腿的重心转移训练，以此来逐步实现正常步态的行走。

25　膝关节手术后可以根据网上的资料自己做康复训练吗？

　　最好不要。虽然现在网络很发达，越来越多的网络平台都开始分享各种康复训练方法，但是每个人的手术方式及细节、个人体质、膝关节恢复进程等关键因素都不尽相同，而且一些训练动作要点通过视频可能也没办法清楚地展示，如果一味盲目地按照网上的训练方法锻炼，可能不仅不会有益于自身功能的恢复，反而会适得其反，造成其他一些不必要的损伤甚至是加重病情。因此建议膝关节手术后结合手术医生的建议，到正规的医疗康复机构进行科学系统的康复训练。

动作视频观看说明

本书提供了大部分训练动作的在线视频，您可通过微信"扫一扫"，扫描训练动作页面上的二维码进行观看。

步骤1

点击微信聊天界面右上角的"+"，弹出功能菜单（图1）。

步骤2

点击弹出的功能菜单上的"扫一扫"，进入该功能界面。扫描训练动作页面上的二维码，扫描后可直接观看视频（图2）。

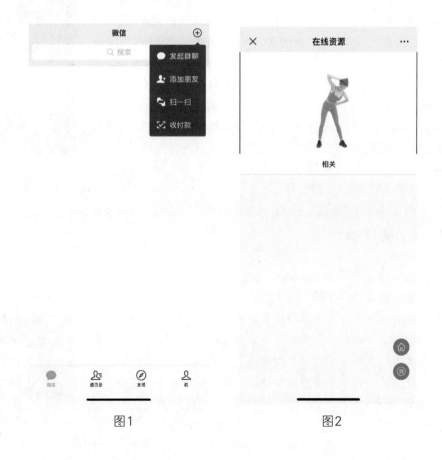

图1   图2

作者简介

周敬滨

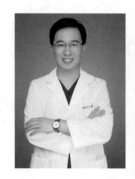

博士，国家体育总局运动医学研究所运动创伤外科主任，健康中国行动推进委员会专家咨询委员会委员，亚洲运动医学联合会执委，中国体育科学学会运动医学分会秘书长，中华医学会运动医疗分会常委，亚洲田径联合会医务委员会委员；曾多次作为医疗专家参加奥运会、亚运会等重要赛事；长期从事运动损伤的预防、治疗、康复和重返赛场的临床与研究工作。

高奉

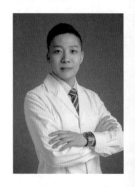

医学博士，国家体育总局运动医学研究所运动创伤外科副主任医师，中国体育科学学会运动医学分会副秘书长，北京医学会运动医学分会青委会副主任委员，中华医学会运动医疗分会上肢运动创伤学组青年委员，中华运动康复医学培训工程委员，中国康复医学会骨伤康复专业委员会运动损伤学组委员，北京康复医学会骨科康复专业委员会委员；AJSM（中文版）、《中国体育科技》及《骨科临床与研究杂志》编委会成员；擅长各种运动损伤的保守与手术治疗，曾为多名国家队运动员进行诊治并保障其重返赛场；先后被聘为多支国家队的医疗专家组成员，以及国际、国内大型赛事医疗官；发表论文40余篇，参编、参译专著11部，拥有国家专利6项；作为主要负责人或参与人实施国家级及省部级课题研究20余项，2021年作为"构建国家队运动员伤病防治和疫情防控体系的理论研究与技术应用"项目的主要完成人获省部级科技一等奖。

胥皞

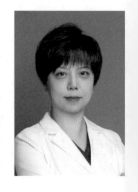

国家体育总局运动医学研究所高级运动防护师、康复主管技师，中国康复医学会物理治疗专业委员会运动康复物理治疗学组委员，中华运动康复教育学院委员，北京康复医学会运动伤病康复专业委员会委员；美国南加州大学访问学者，美国佐治亚州立大学访问学者；中国花样滑冰队、中国自由式滑雪空中技巧队康复保障专家组成员，全国队医培训班讲师团成员；曾在2016年里约奥运会、2018年平昌冬奥会、2022年北京冬奥会备战周期中为重点队伍和重点运动员提供康复保障工作；目前从事骨科及运动损伤的康复治疗、运动康复人才培养及学术技术交流工作。